美乳教室

BINYUU KYOUSHITSU

寺門琢己
Takumi Terakado

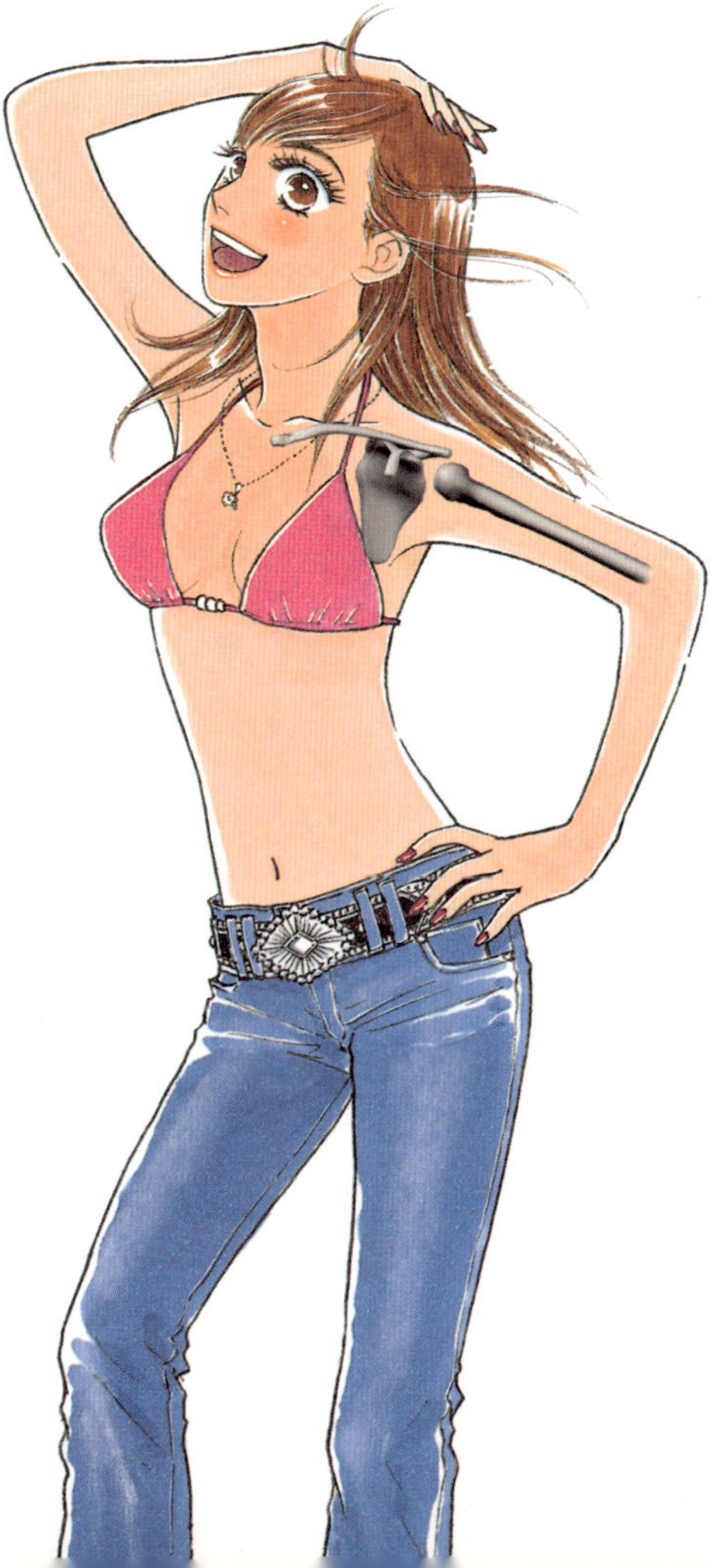

幻冬舎

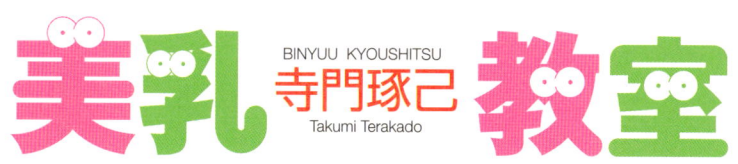

入学式

an Entrance ceremony

こんにちは！　美乳教室にようこそ！

今の世の中、男女問わずダイエットに励み、痩せたい、すっきりしたいと努力する人がとっても多いですね。

では逆に、「なんとか絞りたい」からだの中で、唯一「できればもっとゆたかにたっぷりしたい」ところはどこでしょう？

そう、「胸」なんです。

僕が整体の活動を始めてから20年以上になりますが、痛感しているのは、ほぼ全女性が自分の胸について悩みを抱えているということ。自分の胸が小さいと思っている人は、大きくできるならしたい！　と思っているし、では大きければいいのかと思うと、大きい胸の人は、形が悪いとか、垂れているとか、ハリがないといった悩みを抱えていることが多いのです。

大きければいいわけではない。でも小さいのはいやだ。僕はこれを、わがままだとか欲張りだとは思いません。美しい胸になりたいのは、と

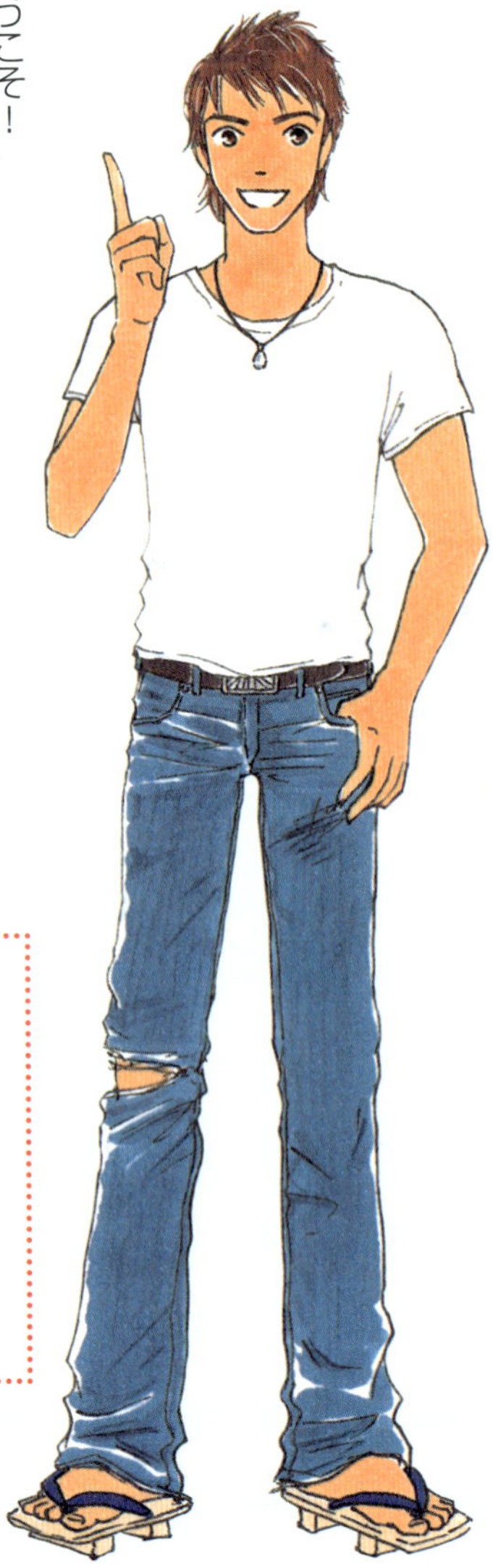

タク先生

美乳教室の校長にしてカリスマ整体師。毎日の美乳体操で、ゴルフを始めて2年でスコア90を切る。サーフィン、テニスも40代に入ってさらに上達中。年々若返る驚異のからだとしなやかなこころで日々元気！

ても正直で、まっとうです。

では、美しい胸ってどんな胸でしょう。

ほどよく大きく、ハリがあって、形がよくて、健康な胸。これこそが、多くの人が望む理想の胸、即ち「美乳」にほかなりません。

誰もが憧れる胸の美しさの秘密は、実は「肩甲骨」にあります。

肩甲骨は、一定の周期で開閉を繰り返しています。そして、この肩甲骨の開閉がスムーズかどうかが、美乳へのカギ！

それだけではありません。肩甲骨がしなやかに動くようになると、「身幅が細くなる」「肩こりが解消」「二の腕がひき締まる」「脳脊髄液《のうせきずいえき》の流れがよくなり頭すっきり」「リンパの流れがスムーズになる」「ウツがなくなる」などなどイイことばかり。しかも、肩甲骨の開閉は、どうやら免疫力にも関係しているらしいのです。免疫力は老化の仕組みにも深くかかわる、まさに生命維持のキモ。男女問わず、ヒトが胸を気にするのは、そんな「生命維持」への潜在意識からくるものなのかも。だとしたら、美しい胸にこだわるのは、ヒトとして当然！　美しい胸＝健康な胸の証明に他ならないんですから。

この美乳教室では、肩甲骨の開閉をスムーズにうながす「美乳体操」を、じっくりお伝えしていこうと思います。美乳体操を公にご紹介するのは、この本が初めてになります。

ここで紹介する体操は、すべて僕の整体活動の現場から生まれたものばかり。治療院に長年通っている患者さんの中には、体型をキープしたまま30代になってからカップが2サイズ以上大きくなった人（アンダーは細くなったのにサイズが上がった人も！）や、胸のサイズを落とさず痩せた人がゴロゴロいます。がぜんやる気になってきました？　いいですね！　肩甲骨の開閉をスムーズにして美乳に近づきながら、プラスのおトクもどんどん手に入れちゃってください。

この『美乳教室』では、美乳体操の効果を最大限からだに落とし込むために、ステップを踏んでさまざまなエクササイズドリルを紹介しています。大丈夫です、どれもこれもすぐできて簡単！　それぞれのドリルに「二の腕が締まる」「ワキがすっきりする」「背肉が取れる」などのおトクつき。気になるところからでも、最初から順を追っていってもかまいません。

ワキや背中、二の腕をすっきりさせながら、胸を美しく、若く、しかも病気に負けない健康なからだも手に入れる、一石二鳥以上のよくばり体操、「美乳体操」。

それではさっそく、授業を始めましょう！

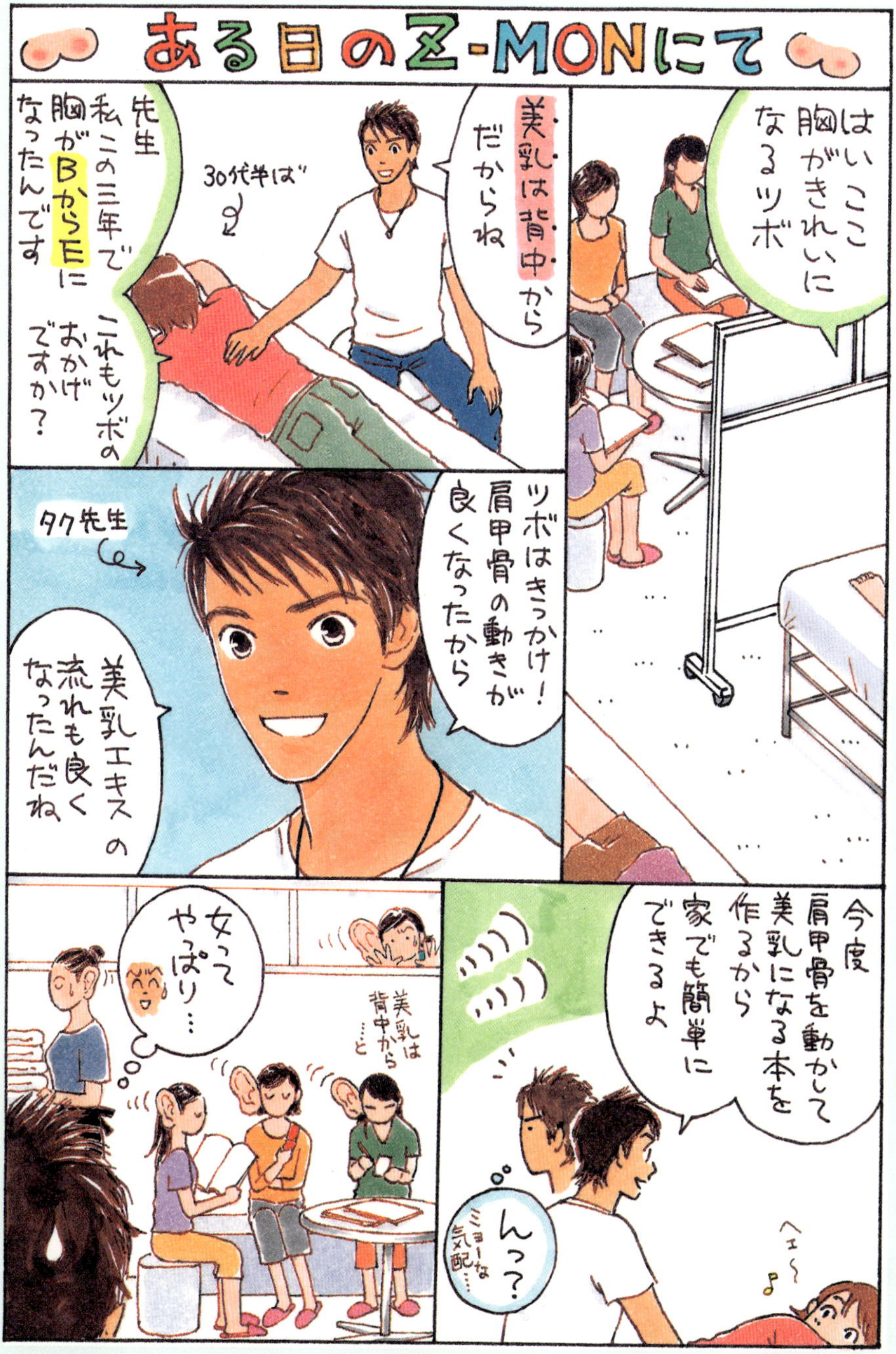

ある日のZ-MONにて
はいここ胸がきれいになるツボ
美乳は背中からだからね
30代半ば
先生 私この三年で胸がBからEになったんです
これもツボのおかげですか？
ツボはきっかけ！肩甲骨の動きが良くなったから
タク先生
美乳エキスの流れも良くなったんだね
今度肩甲骨を動かして美乳になる本を作るから家でも簡単にできるよ
女ってやっぱり…
美乳は背中から…と
んっ？
ミョーな気配…
ヘェ〜

かおりん

美乳教室の司会。フラガールとしても活躍中。ひらく美乳体操で、ぐっすり質の高い睡眠をゲット。いい感じで胸のハリが出てきた！

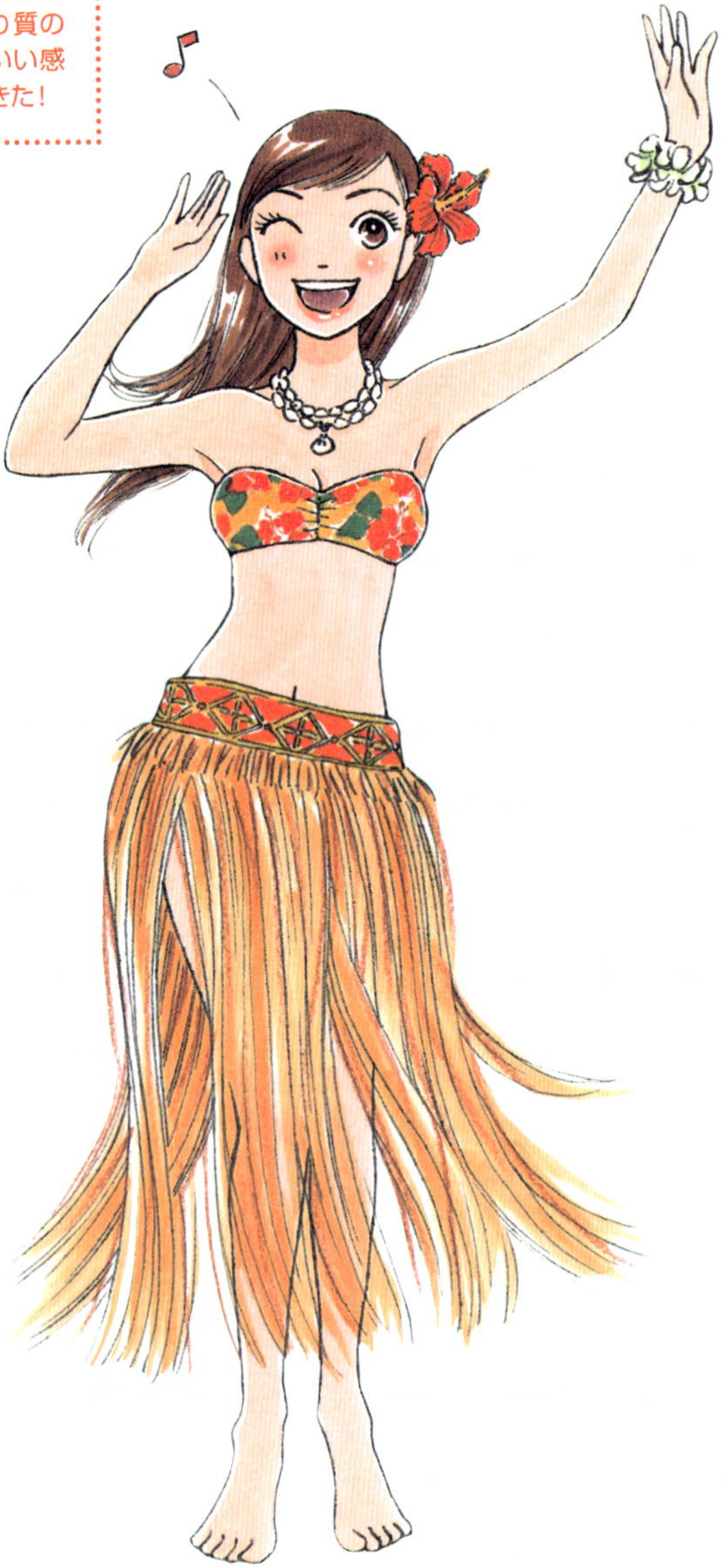

「ハリがあり、形よく、
健康な胸こそ、
真の美乳である!」

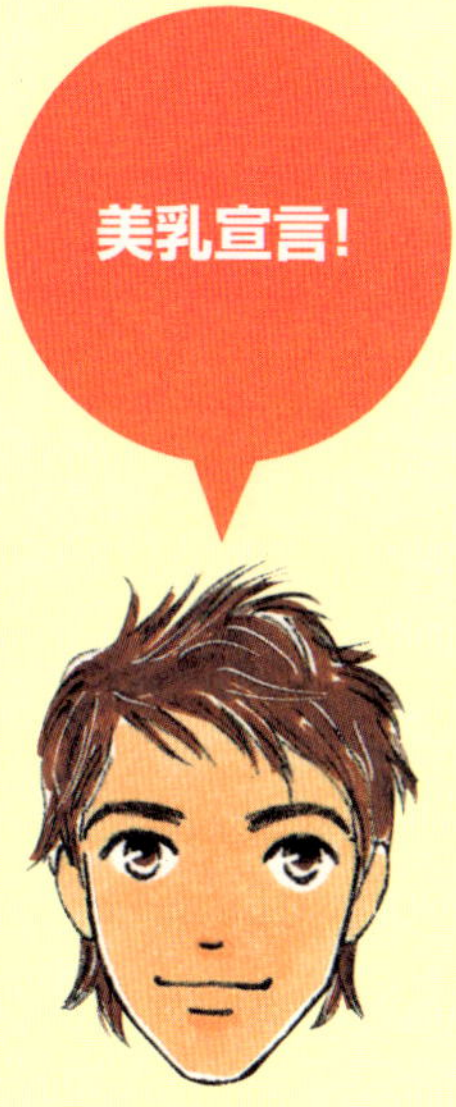

美乳教室　もくじ

2時限目 ウラ筋、弱まってない？

3時限目 美乳エキスをジュワッと注入！

課外授業

男による、男のためのドリル

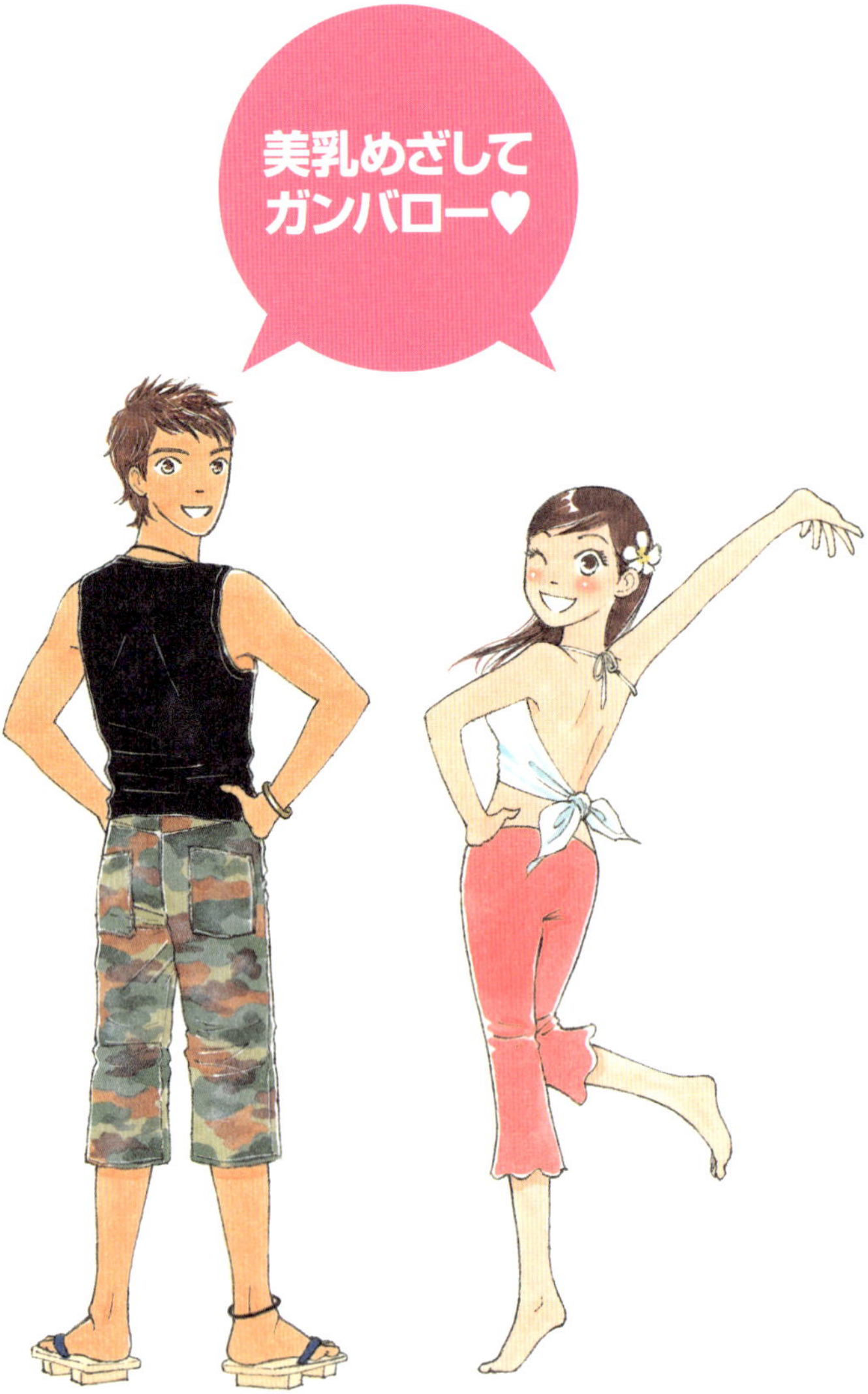
美乳めざして
ガンバロー♥

1時限目

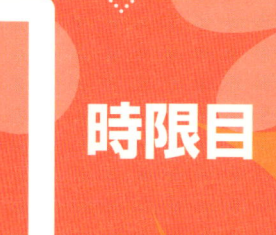

あなたのおっぱいを診断します!

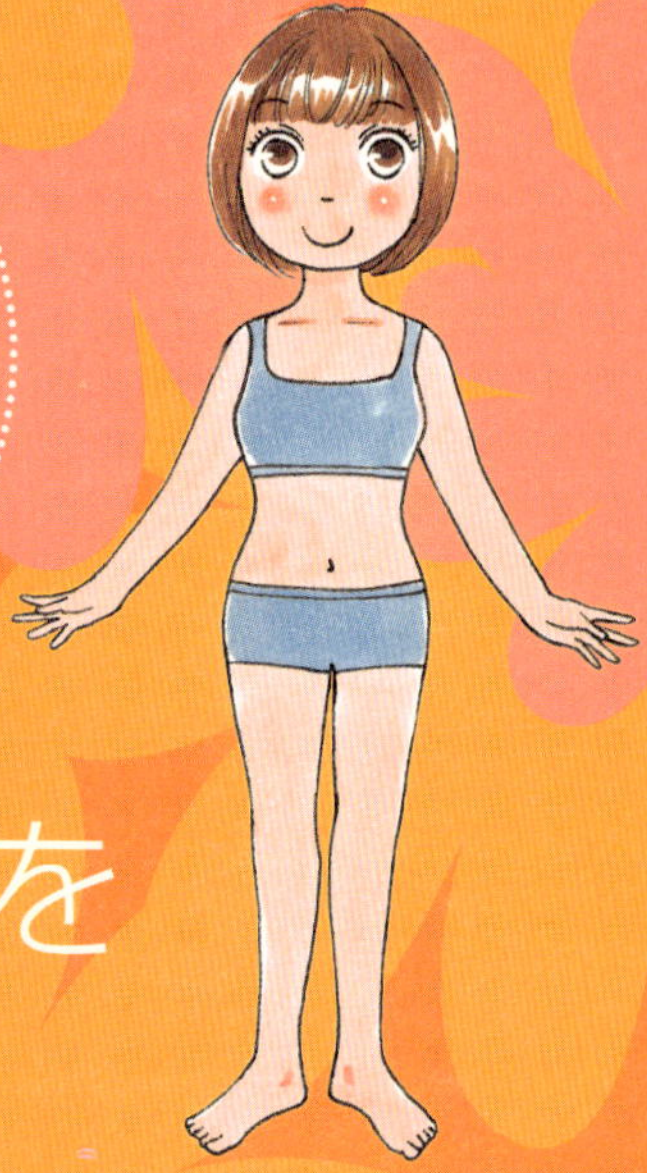

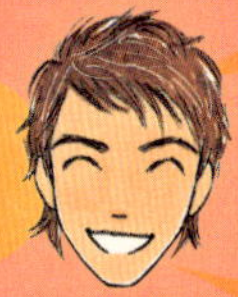

「健康的で形のいい美乳」へのカギは、
なんといっても「肩甲骨」のしなやかさ。
3つのかんたんドリルでさっそくCHECK！

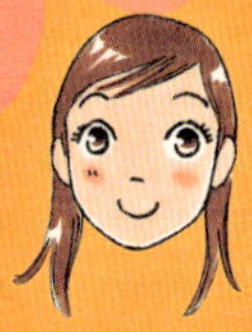

見て、さわって、簡単チェック

まずは、自分自身の胸の形、乳首の様子をじっくり観察してみてください！

よ〜く見る

おっぱいは……

- □左右が外側に向いている
- □割と巨乳

- □両方前を向いている
- □どちらかというと貧乳

乳首は……

- □ぽよぽよしている
- □陥没気味
- □あまり立たない
- □極端に外側を向いている

- □常に硬め
- □飛び出し気味
- □長い
- □常に正面を向いている

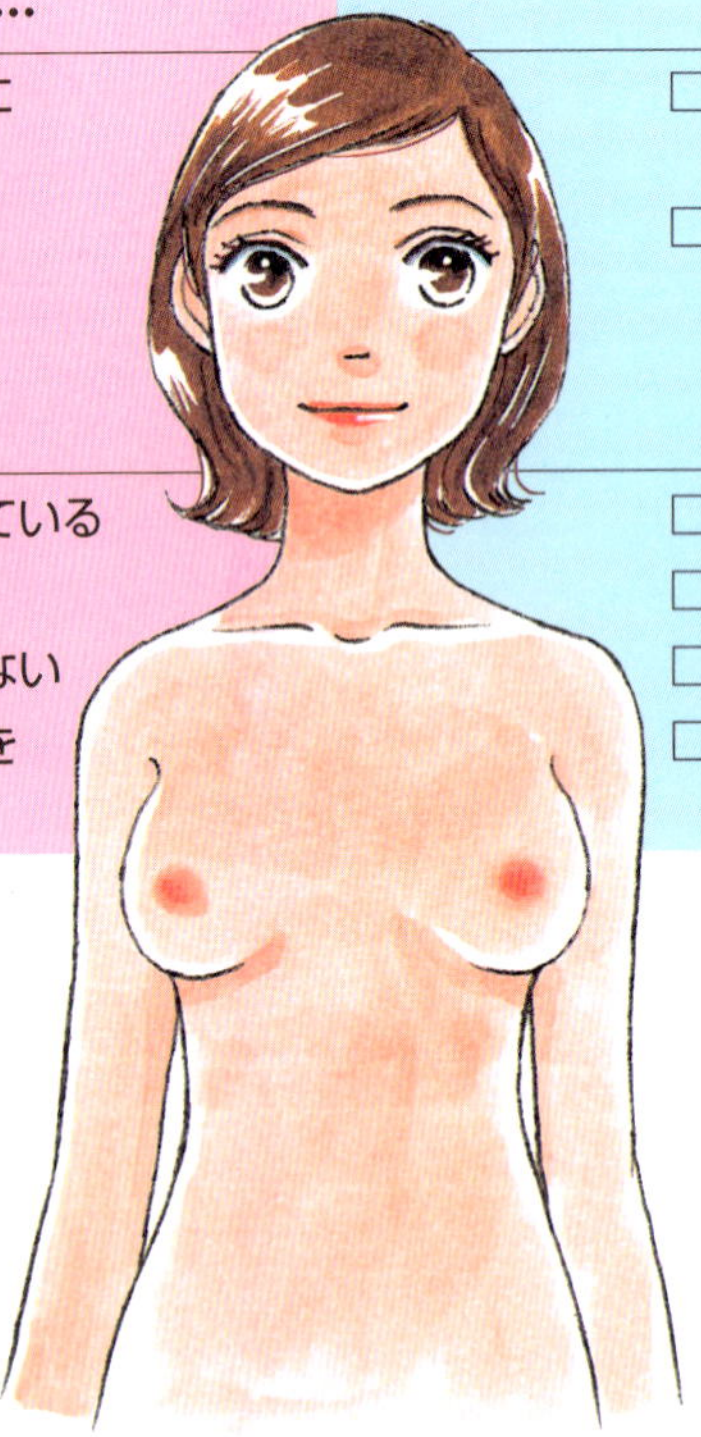

ピンクの要素が多い人はどちらかといえば、ひらき傾向。
ブルーの要素が多い人はしまり傾向です。

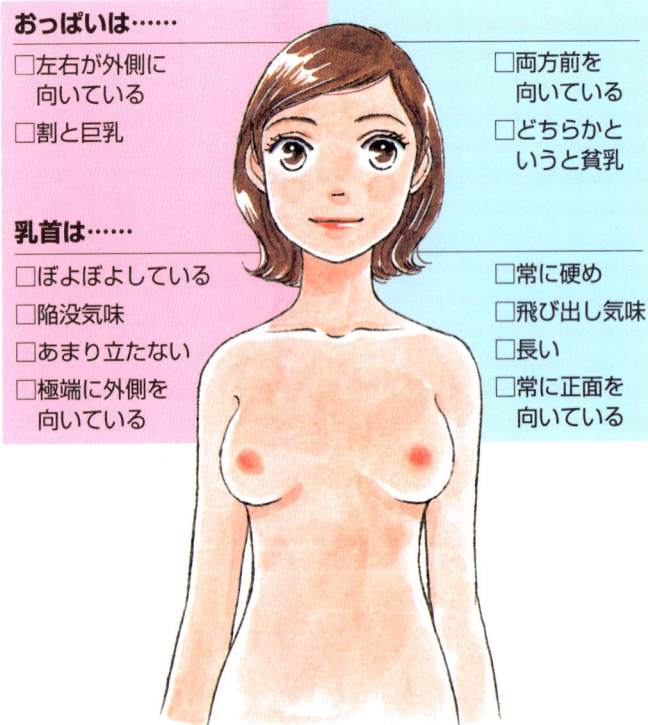

肩甲骨がスムーズに開いたり閉じたりしているかどうかは、胸の形と鎖骨でわかっちゃいます。さっそく鎖骨に手をあててチェック！　あなたの肩甲骨はひらき傾向？　しまり傾向？

さわってみる

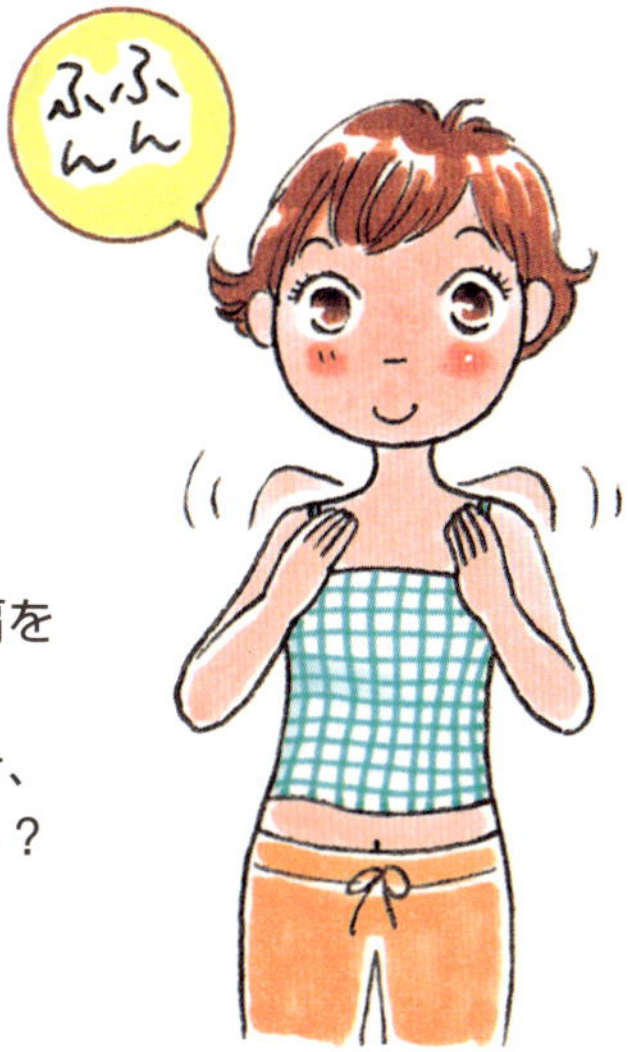

鎖骨に指をあてて肩を
上下してみる。
キチンと鎖骨が浮き、
くぼみができるかな？

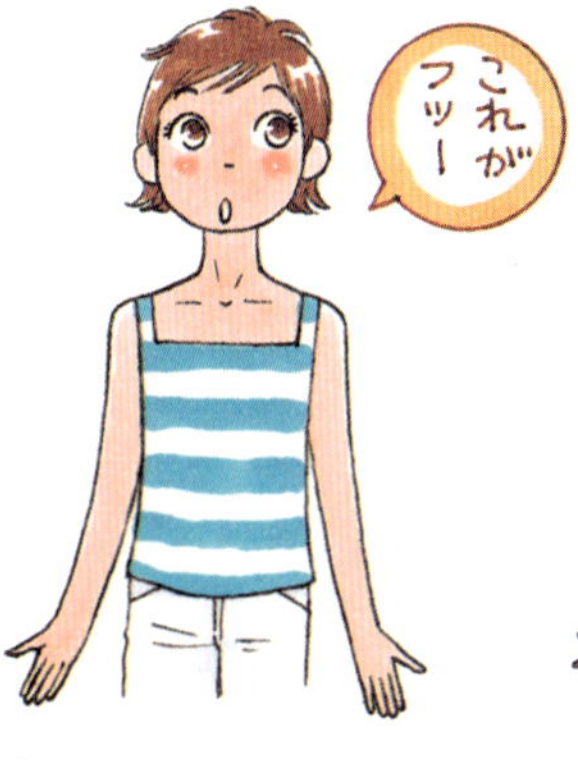

何もしなくても鎖骨がくっきり、水もしっかりたまりそうな人は、閉まりフリーズの可能性……。

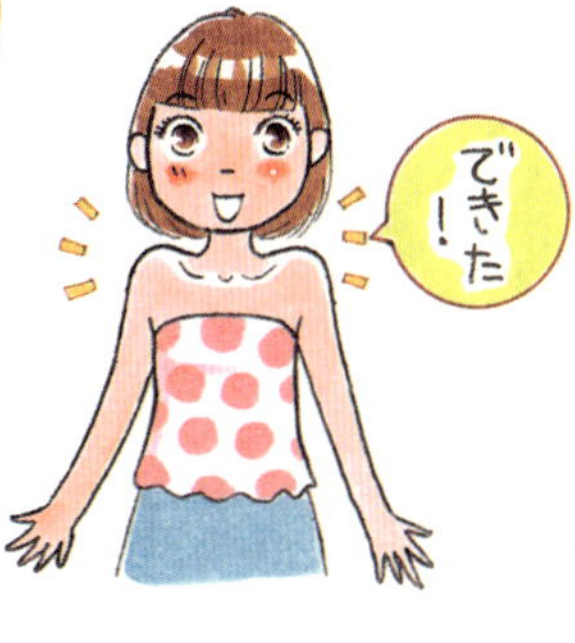

肩を上げ下げして、鎖骨に水がたまりそうなくぼみができた人は、肩甲骨の可動性ばっちり！

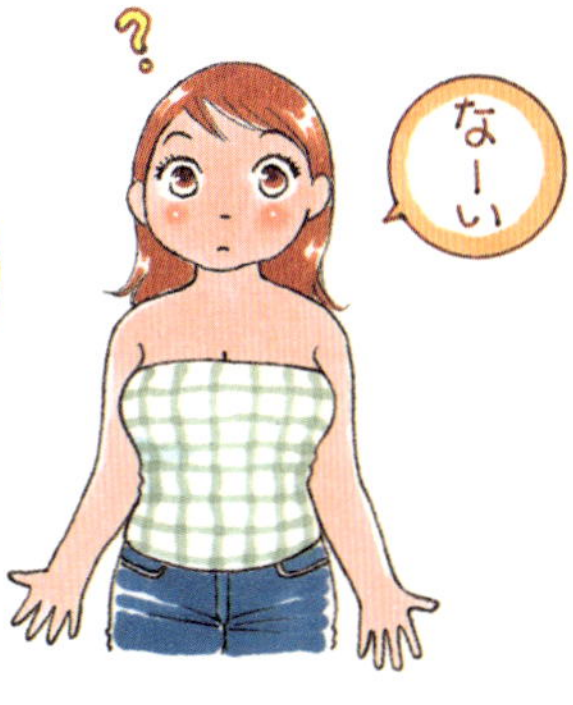

何度上げ下げしても、いまいち鎖骨が浮き出ない人は、肩甲骨が開いてフリーズしてるおそれが！

DRILL01 解説

ひらき傾向さんとしまり傾向さん、胸にはこんなに違いがあります。

よーく見て、さわって、いかがでした？　ここでは、「胸そのもの」の違いを中心に確認していきましょう。

ひらき傾向さん

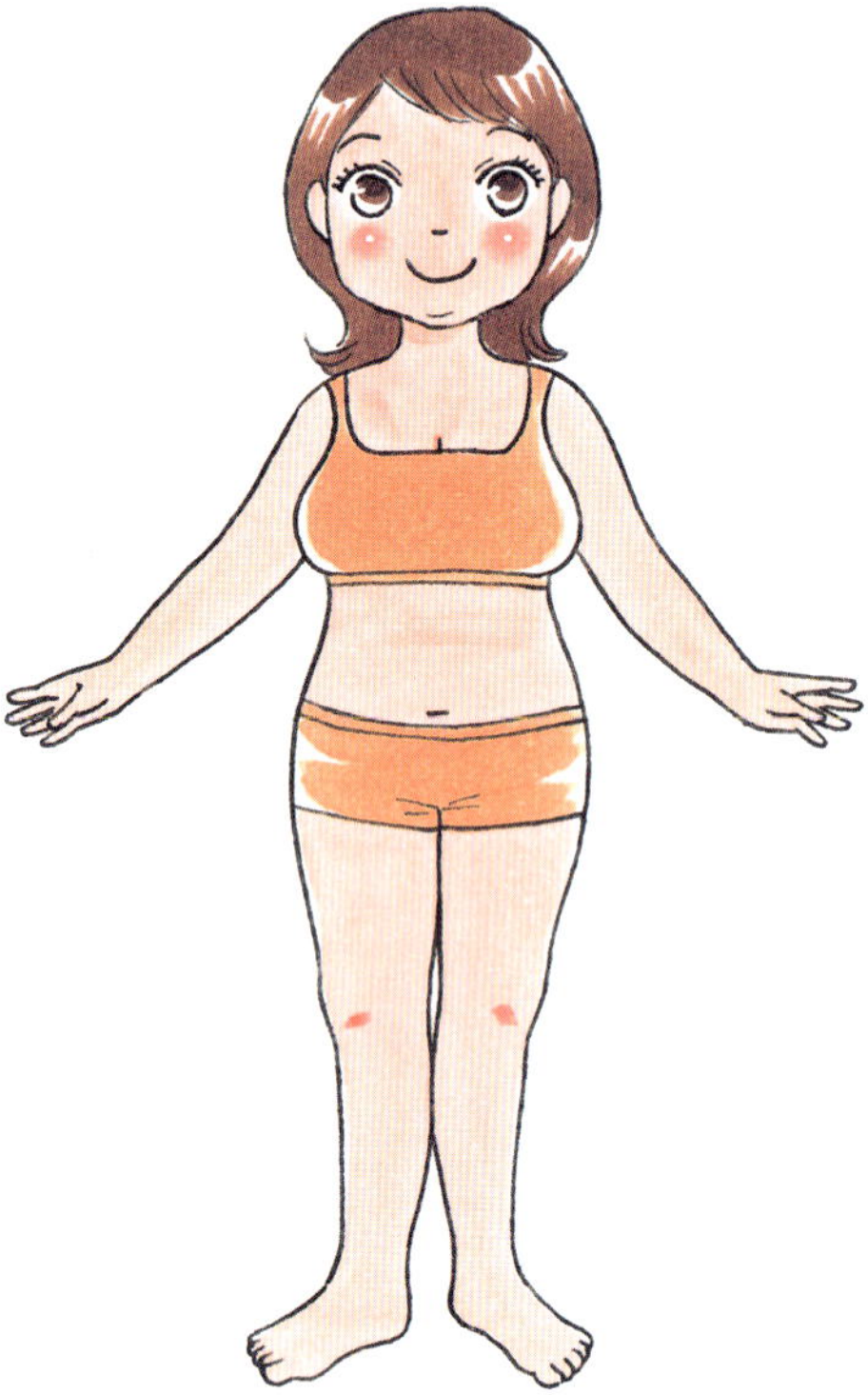

乳房	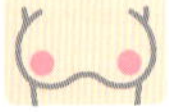 たれぱんだ型
乳首	小さめ凹傾向
乳輪	広く、色が薄め
つらい時期	生理前がつらさのピーク。もともとひらき傾向の肩甲骨がさらに大きくなるときに、背中の温度が下がり、血流が悪化。背中の真ん中あたりに五寸釘を打たれたような痛みを感じることすらあります。生理が始まるととたんにラクになります。
うれしい時期（胸張り時期）	排卵に向かって胸にハリが！　寄せて上げなくても自然な谷間ができて、うれし〜。生理前後では胸のハリをあまり感じません。

Point 自分のおっぱいをしっかり把握することが、美乳への第一歩!

しまり傾向さん

乳房	ほしぶどう型
乳首	大きめ凸傾向
乳輪	あまり広くなく、色は濃いめ
つらい時期	排卵前がかなりつらい時期。胸に硬いグリグリができ、痛みも感じる。首・肩の痛みやハリ、コリがひどく、頭痛、目の痛みも発生。眼圧が上がり、眼球が飛び出し気味に。排卵が過ぎればとたんにラクになります。
うれしい時期 (胸張り時期)	生理前に胸が大きくなったのが、見ただけでわかるほど。やわらかく満たされた乳房の手応えに、感動〜。排卵前後の胸のハリは、そんなのあるのかしら? ってくらい感じません。

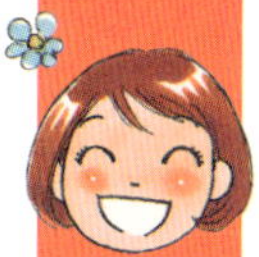

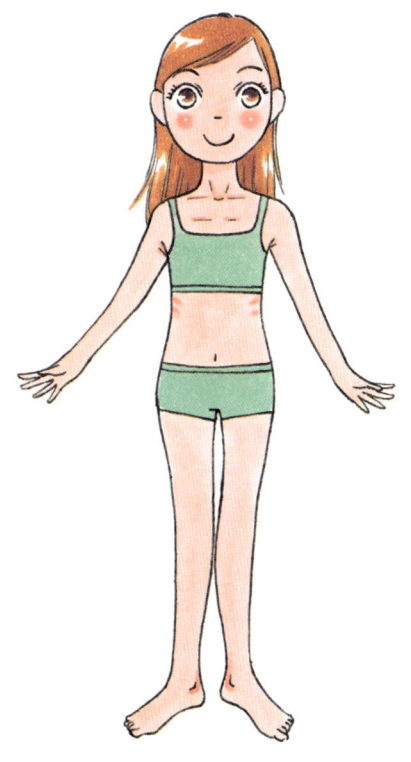

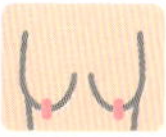

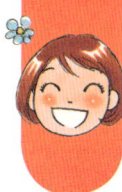

DRILL01 解説

目指すは「ザ・美乳」のニュートラルさん！

理想のタイプ、ニュートラルさん！

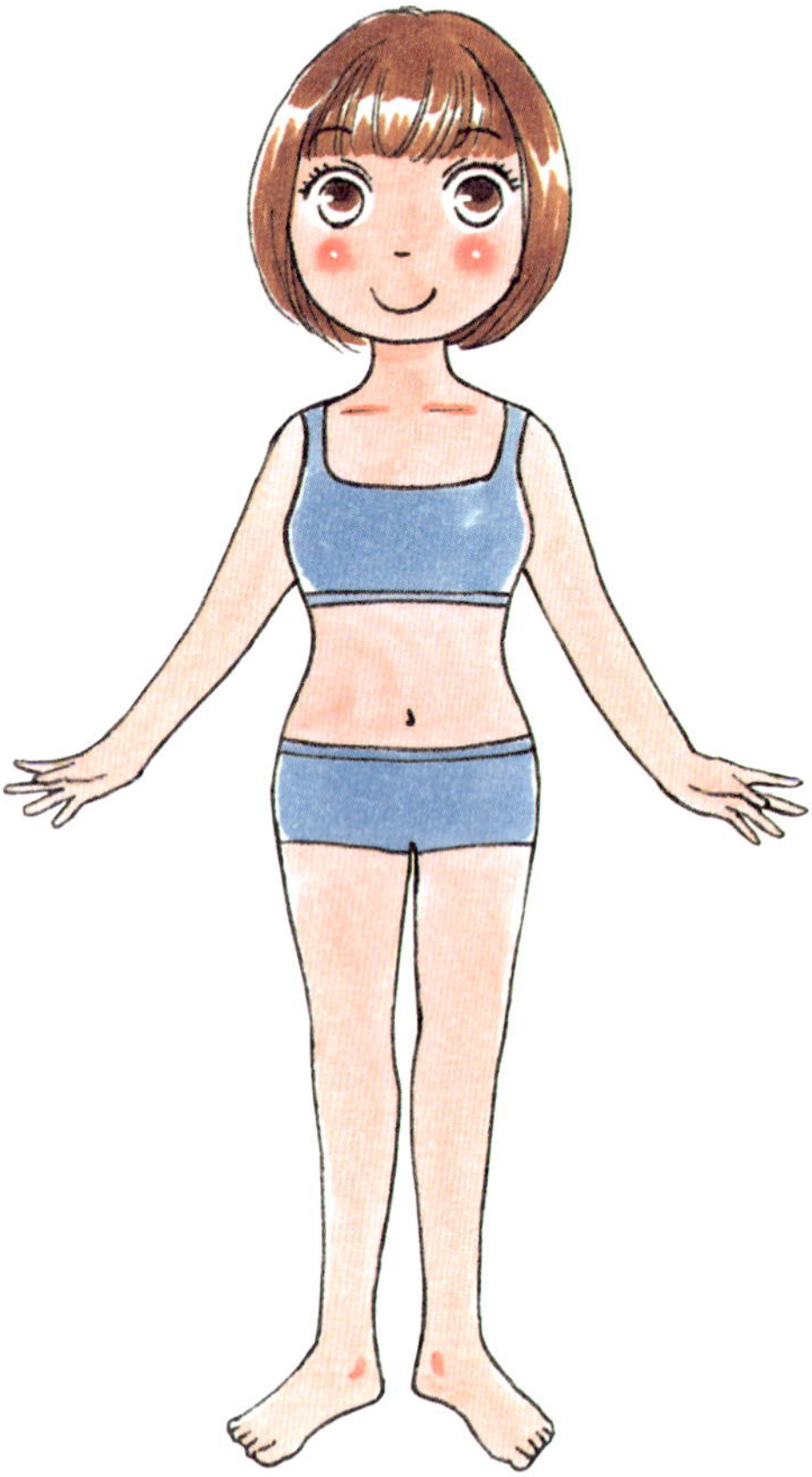

乳房	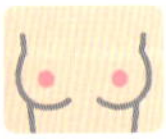 軽く上を向いたおわん型
乳首	小指の先くらいの凸
乳輪	直径 2cm 程度、濃からず薄からず
つらい時期	特に「つらい」と感じる時期はありません。いつでも健やか〜！
うれしい時期（胸張り時期）	生理前には母乳的な癒し系胸張り、排卵前には天然セクシーな胸張り、月に２度の胸張り時期を自覚でき、からだをうまく乗りこなして、いつもハッピー！

開きすぎても閉まりすぎても、美乳からは遠くなる……。ひらき傾向さんに多い陥没乳首、しまり傾向さんに多い飛び出し乾燥乳首のお助けレシピをご紹介します。

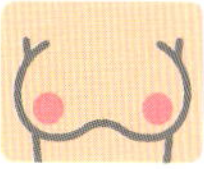

ひらき傾向さんに多い……
陥没乳首のお助けレシピ

乳首が乳輪の中に埋もれている陥没乳首で悩んでいる人へのお助けレシピ。乳輪を少し外側から指でゆっくりつまみ上げる。ビーチボールに空気を入れるとき、吸い口の付け根を押さえ空気の通りをよくするのと同じ要領です。乳首の先までおっぱいチューブが通るようになります。お風呂に入ったときに行うとより一層効果的！ 肩、首から一気に汗が出て、代謝がよくなるといううれしいオマケもついてきます。

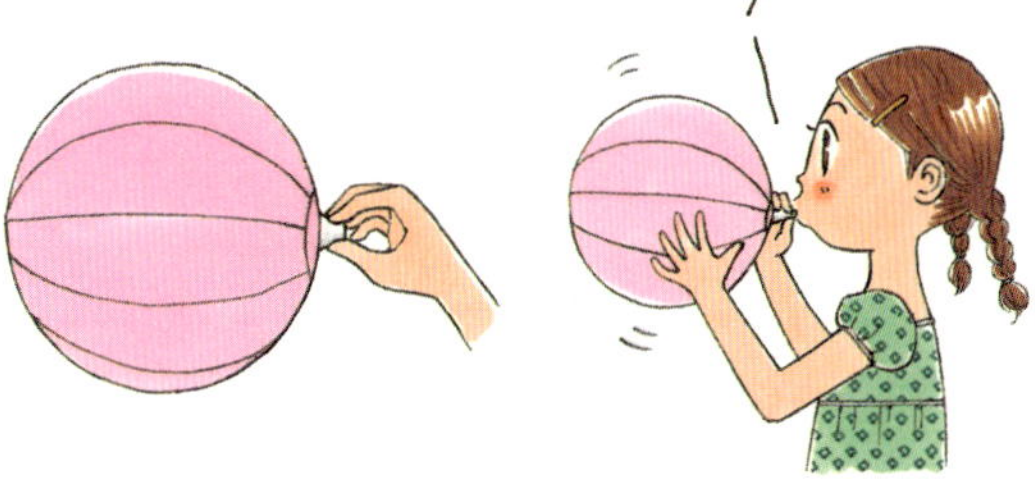

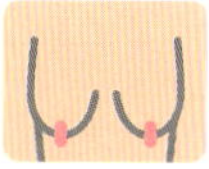

しまり傾向さんに多い……
飛び出し乾燥乳首のお助けレシピ

ブラジャーにすれて乳首が炎症を起こしやすく、悩んでいる人へのお助けレシピ。消炎効果のあるティーバッグ（カモミールや緑茶）を冷蔵庫で冷やして乳首をパック！ またティーバッグの上からさらにホットタオルであたためれば、ピンポイント消炎＆詰まったおっぱいチューブの通りをよくして効果もさらにアップ！

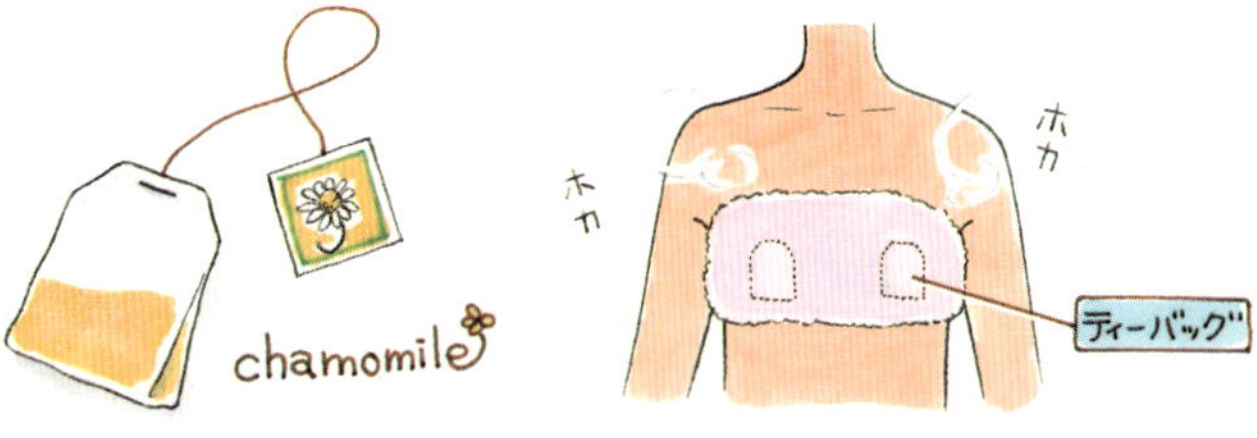

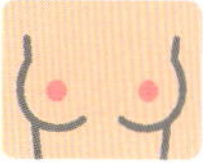

ニュートラルさんは悩みなし
目指せニュートラル！

どっちがラク???

肩甲骨タイプ診断②

上インベーダー

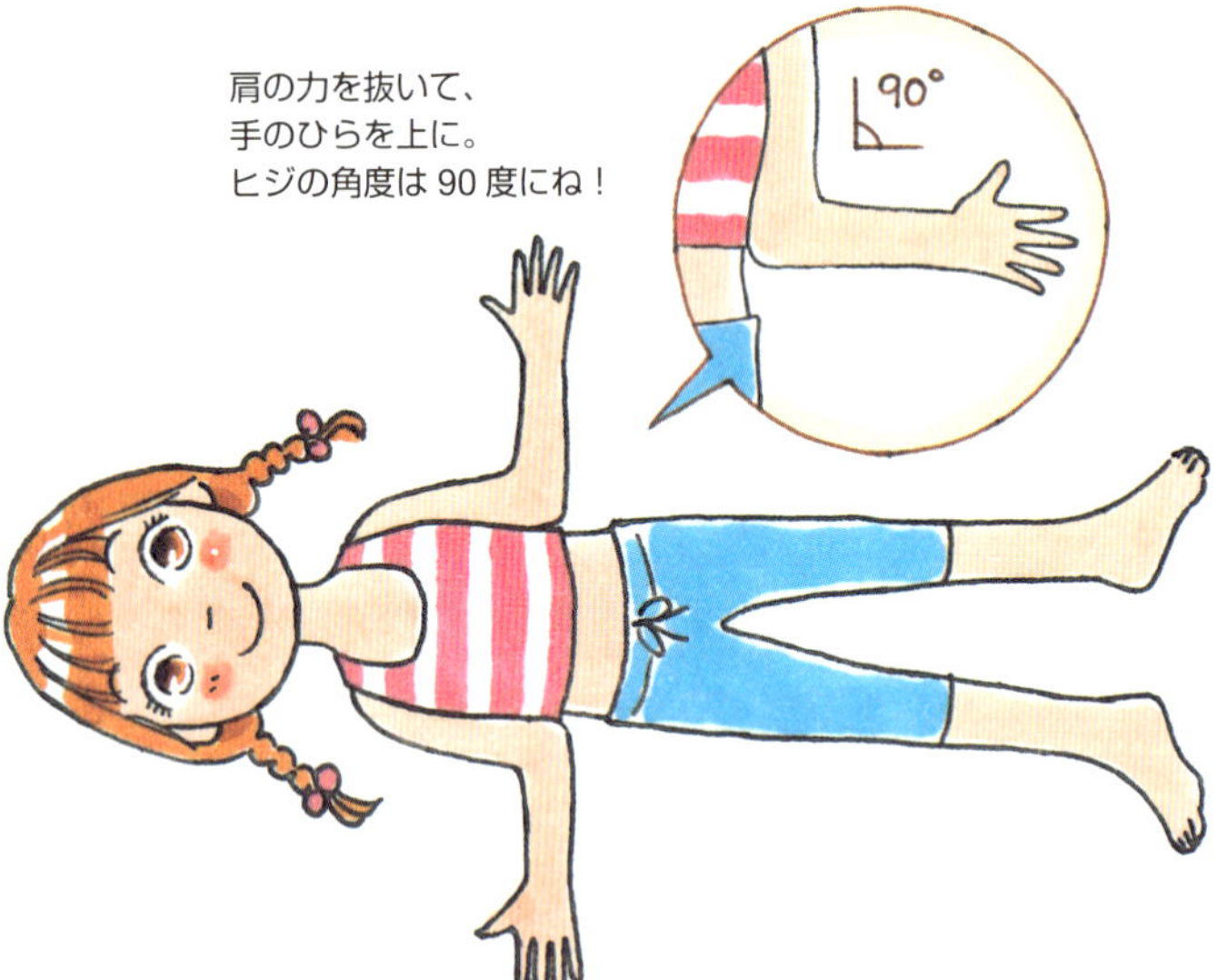
肩の力を抜いて、
手のひらを上に。
ヒジの角度は 90 度にね！
90°

ゴロンと寝て、両ヒジをワキにピッタリつけます。ヒジ下はからだに垂直に。この時ヒジと手の甲が床から浮かないように！　もし浮いていても無理は禁物。この体勢で1分間キープできる???

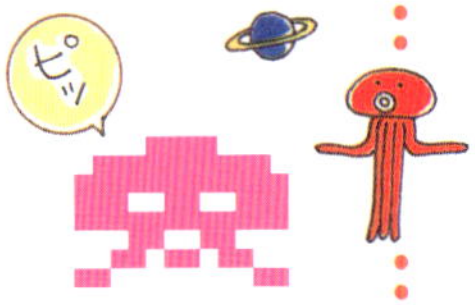

あなたの肩甲骨タイプをからだで確かめるには、「肩甲骨の先についてるもの＝手先」を使ってポーズをキメてみるとはっきりわかります。あなたは「上インベーダー」と「下インベーダー」どっちがラク？　肩に力が入らずにできるのはどっち？

下インベーダー

肩の力は抜いて。
手の甲を上にして、
ヒジの角度は直角に。

90°

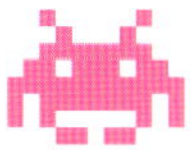

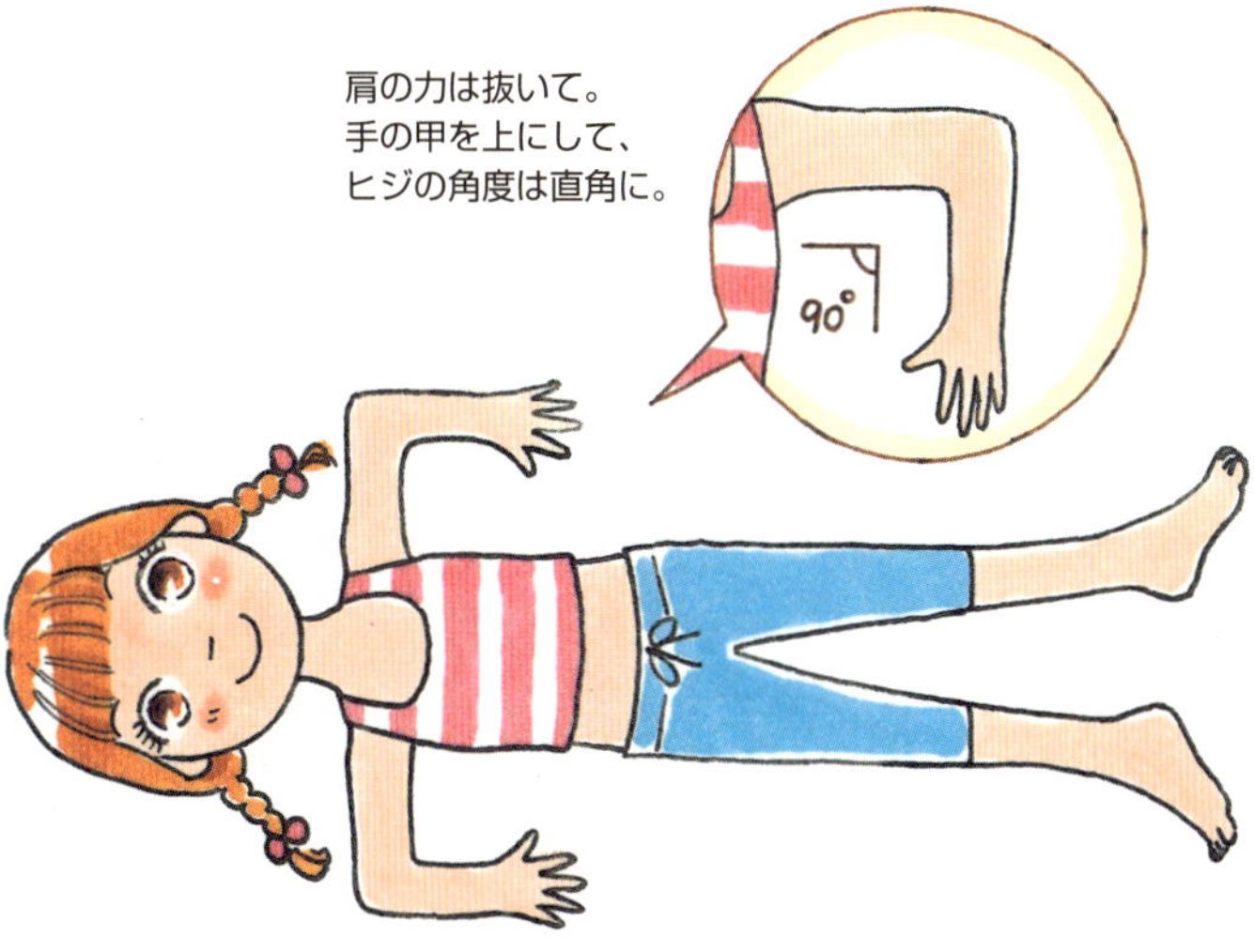

ゴロンと寝て、ヒジを肩のラインまで持ってきます。ヒジから下はからだと平行に。この時ヒジと手のひらがキチンと床についているか CHECK！　ついていてもいなくても、そのまま1分！

©TAITO CORP. 1978

「上インベーダー」「下インベーダー」を毎日1分ずつで、ワキ、二の腕スッキリ！うなじから肩、胸のラインにセクシー復活！

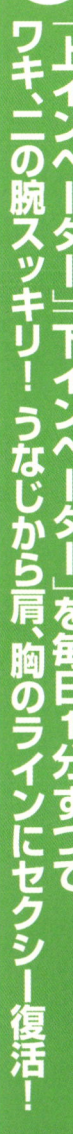

DRILL02

解説

肩甲骨の動きがしなやかなら、肩、ワキ、二の腕も、スッキリほっそりしなやかです！

からだには、動かしていないと硬くサビつく、そして、サビついたまわりには、水分がたまったり肉がついたり（恐！）というイヤ〜な方程式があるのです！ 肩甲骨をしなやかにして、いらない水分やお肉にオサラバしましょう！

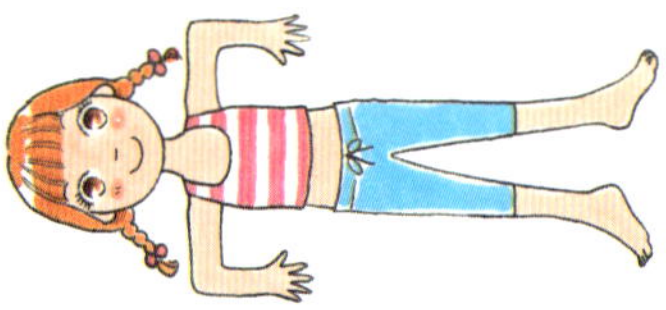

↑のほうがラクな人は「ひらき傾向」さん

肩甲骨を外に開く方向に動かすのが得意なひらき傾向さん。からだの前側に腕を動かすのは楽勝だけど、背中側に回す動きがツライんです。開いたままフリーズしている肩甲骨まわりに肉がつき、熊のようなもっこりたくましい背中になるおそれも！ リンパや体液の流れも澱《よど》みがち、そのせいかワキや二の腕がたぷたぷ、胸の形もなんだかぼよ〜んと締まりがなくなってきた……!?（しめる美乳体操→P.84,P.88）

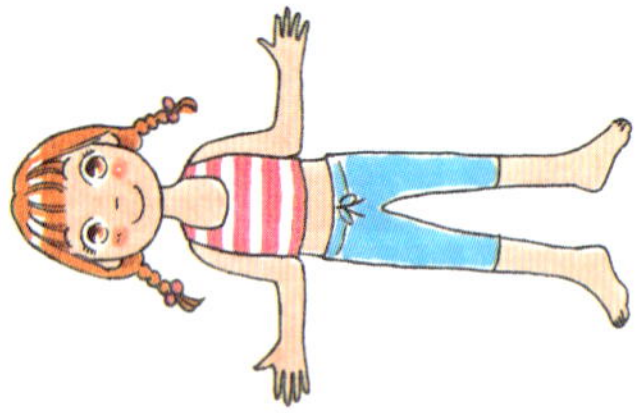

↑のほうがラクな人は「しまり傾向」さん

このタイプの人の肩甲骨は、閉まる（左右の肩甲骨を寄せる）動きが得意です。細身の人が多くてうらやましい〜！ のですが、男性からは「あばらまで見えるとちょっと……」なんてシビアな意見も。閉まってばかりだとからだがゆるまず、筋肉は緊張しっぱなし。肩こりや首こりに悩まされている人も多いのでは？ 「胸に栄養が届いてない〜」と言わんばかりの貧乳さんも実は多いのです（涙）。（ひらく美乳体操→P.70,P.74）

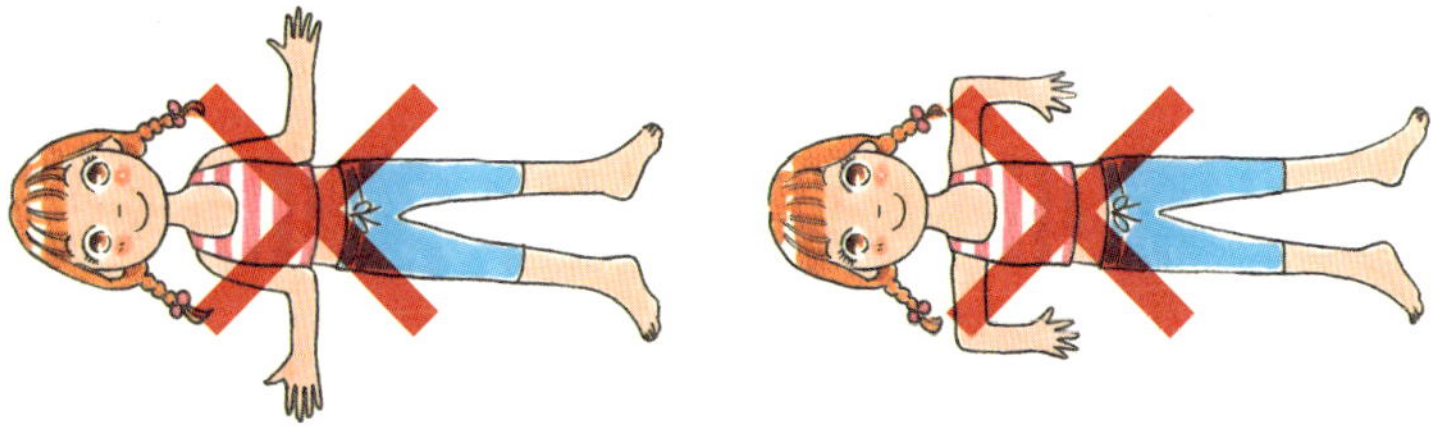

↑両方ツライ人は↑
「**両サビ**」さん

あなたは肩甲骨ががっちり固まっている「肩甲骨フリーズ」な人！　普段から肩を上げ下げするような動きを知らず知らず避けがち。人から「肩すごいこってるよ！」「背中ばりばりだよ！」と言われても「そうお～？」なんてピンとこないこと、多くない？　からだからSOSサインが出てるにもかかわらず、このまま気づけないと、上半身から若さがどんどん失われ、ひいては免疫力も低下傾向へ。いつしか頭もかた～いコワイ女に……。

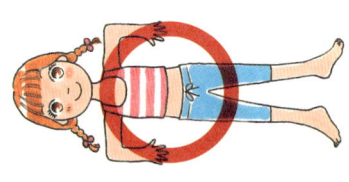

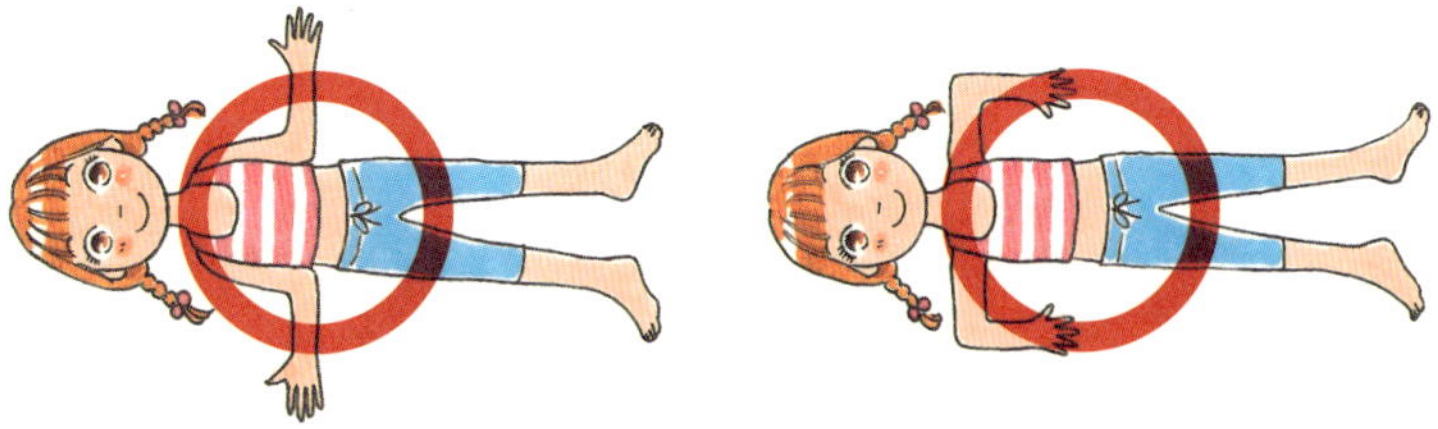

↑両方スムーズな人は↑
「**ニュートラル**」さん

よくここまでしなやかな肩甲骨を保っていましたね！　みずみずしいからだに拍手！中心から末端まですべて動きがしなやかで、しかも、そこはかとないフェロモンが！肩こり、頭痛などともあまり縁がなく、病気もほとんどしません。お休みしないのに、いつもストレスなくニコニコ。そんなあなたはまわりに必要とされ、愛されます。でも怠けているとあっという間にサビてしまうので、日々の鍛錬を忘れずに。

フリフリインベーダー運動

DRILL 02はできたかな？　うまくできなかったという人や、「右手はできたけど左手ができない」という人は、肩の力が抜けていない可能性あり。フリフリして力を抜きましょう。

上インベーダーフリフリ運動

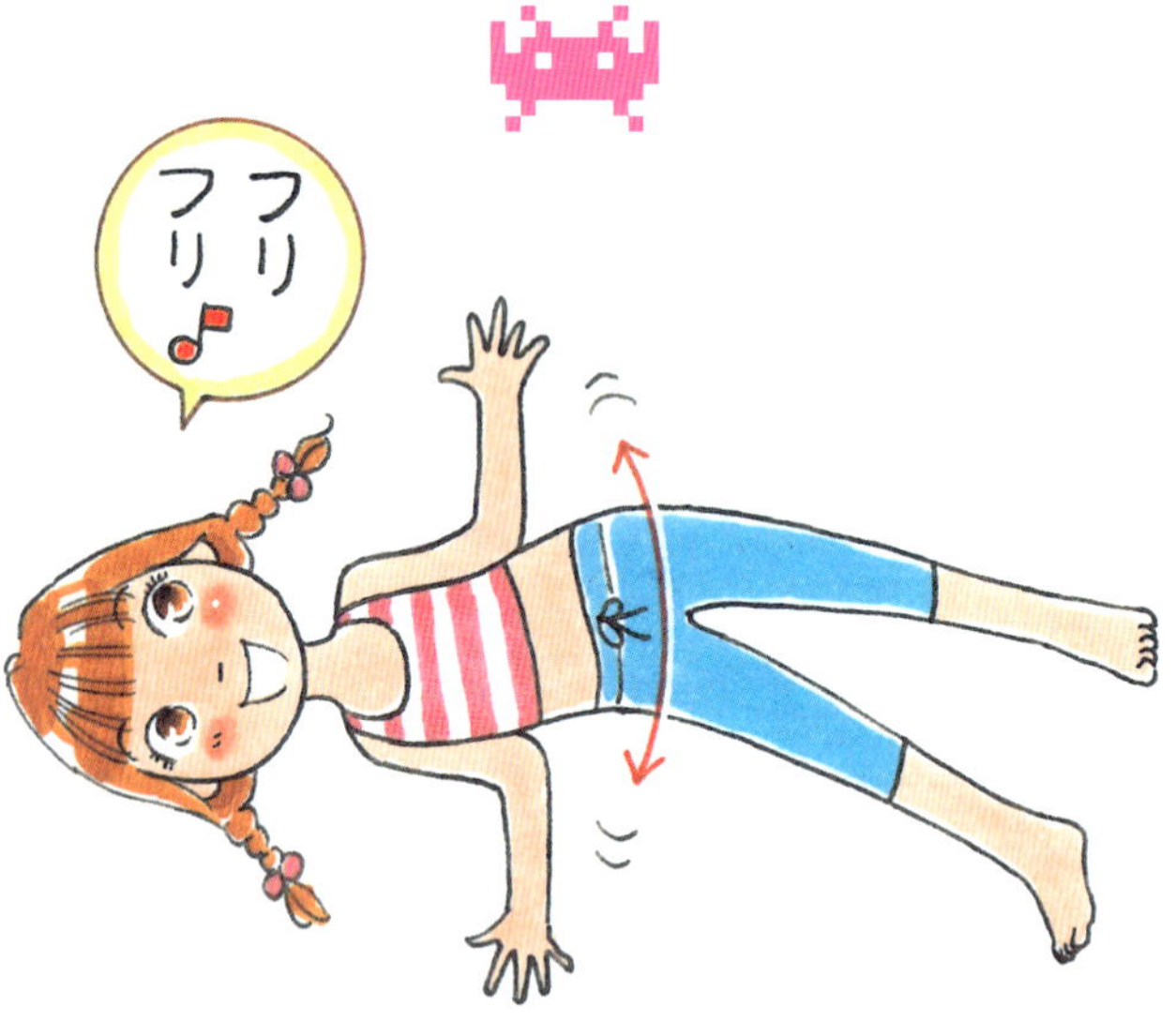

上インベーダーが苦手だった人は、上インベーダーの体勢で、腰を10回フリフリ。

得
続けていくうちに肩の高さが揃い、顔の歪みがなくなってくる！
胸の大きさも揃ってくるよ！

フリフリを何度か繰り返すうちに、ホワ〜ッと肩の力が抜けてきて、さっきは床につかなかった手のひら、手の甲が、あらら不思議についちゃった！　そんなあなたは、実はニュートラルさんなのです。普段しない姿勢で、肩に力が入っちゃっていただけ。よかったよかった！

下インベーダーフリフリ運動

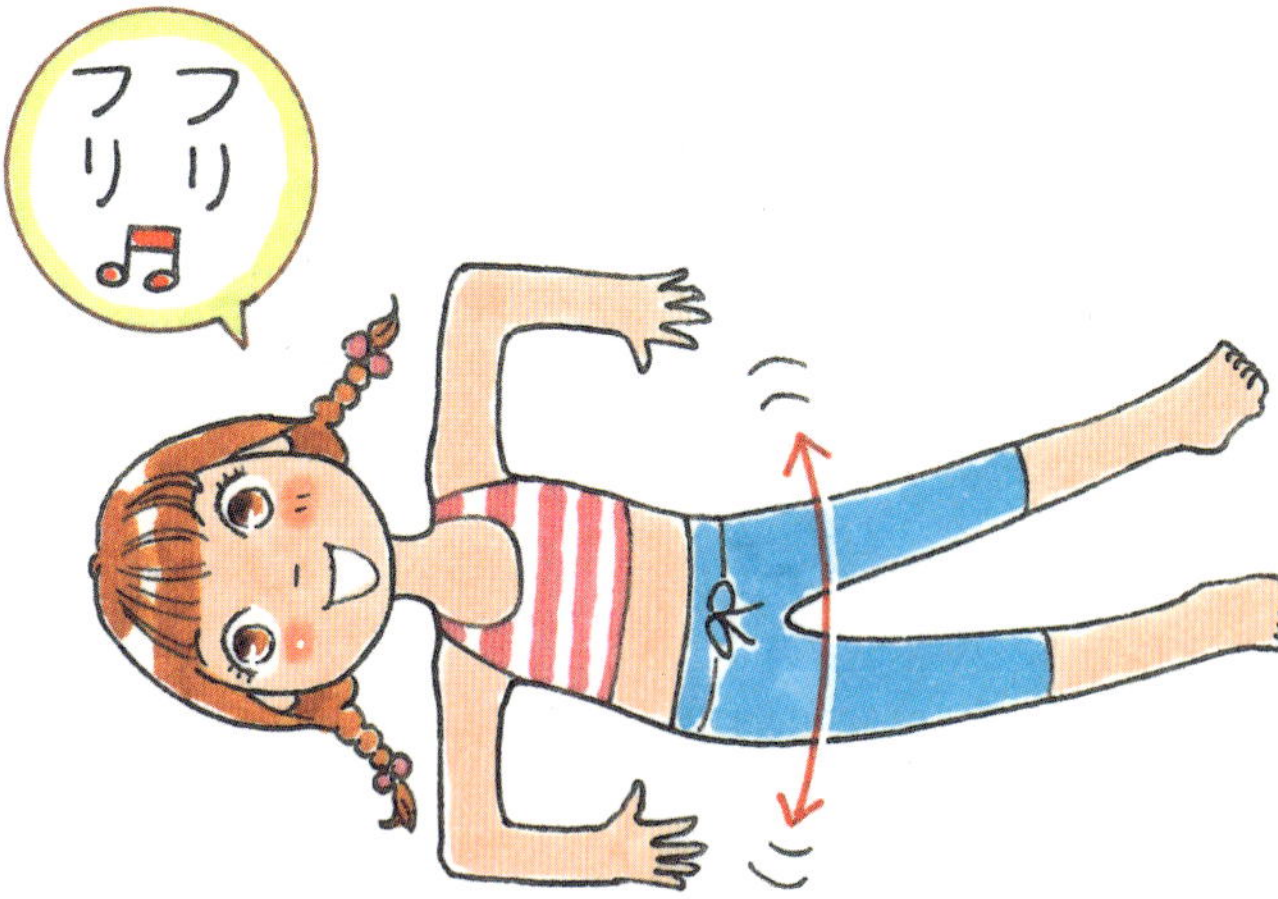

下インベーダーが苦手だった人は、下インベーダーの体勢で、
腰を 10 回フリフリ。

DRILL03

解説

フリフリしても床から浮いてしまう……そこが本当のサビつき箇所！動かないサビまわりには、水やお肉が寄ってきます！

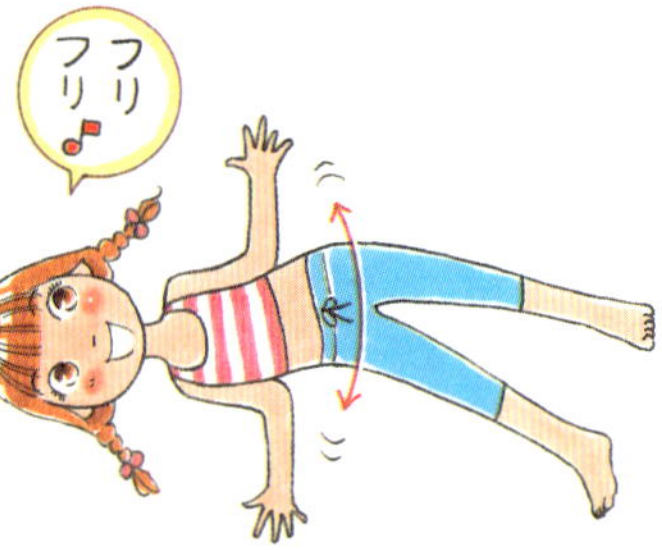

上インベーダーがうまくいかない人は「**ひらき傾向**」さん

このタイプの人は、体内の水分をうまく流せず、ためこんでしまう傾向があります。保水力が高すぎてむくみがち、二の腕やワキまわりがボヨッとしているのも特徴。ふりそで状になった二の腕をさわるとひ～んやり。水がたまっているとからだは冷える、そして血液や体液の循環が悪くなり、代謝が落ちる。気がつけばワキ肉なのか胸なのかわからない、こんもりお山系肝っ玉かあさんな上半身に……冷えは女の大敵です！（しめる美乳体操→ P.84,P.88）

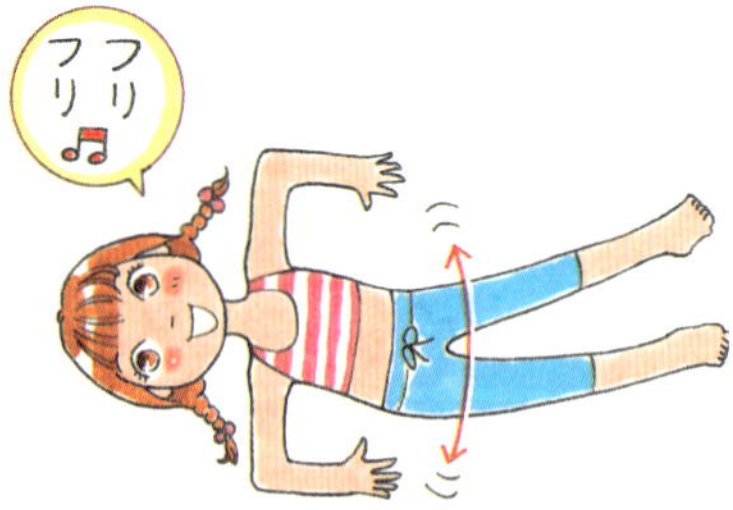

下インベーダーがうまくいかない人は「**しまり傾向**」さん

おっぱいチューブがきゅうっと細く締まりすぎて、美乳エキスがうまく流れず、細胞が「のどカラカラ状態」になっています。これが顕著に表れるのがワキの下！　カラスの足跡みたいなシワがワキの下にいくつもできていて、なんだかおばあさんっぽい……。そう、実はワキって美乳と若さのキモだったんです。肌にもハリがなく、全体的にくすんで老けた印象。堂々とワキ見せできるオンナを目指そうじゃありませんか！（ひらく美乳体操→ P.70,P.74）

Point

苦手側を重点的にやると、かたよりがリセットされ、左右均等に近づいてくる！

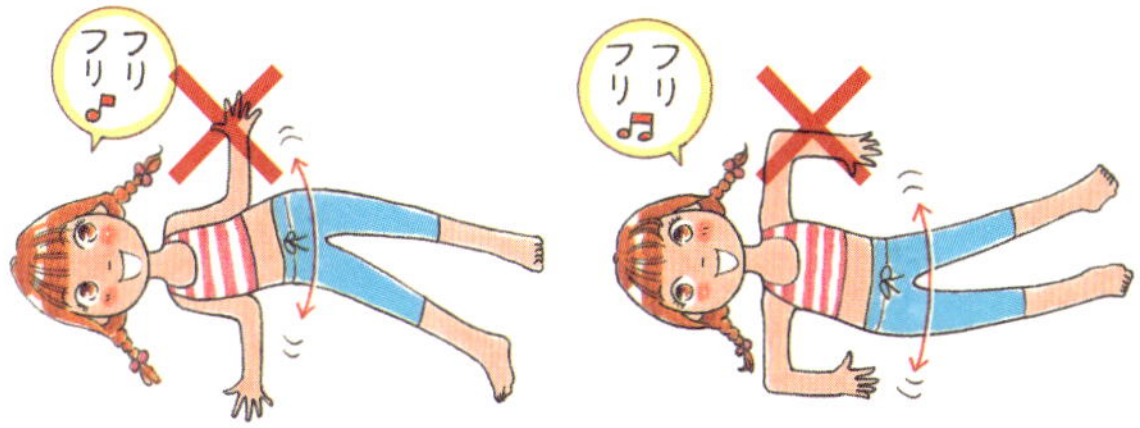

片手だけうまくいかない人は「**かたより傾向**」さん

利き手の影響もあり、上半身は下半身よりもさらに強く左右差が表れがち。実は生きている限り100% 完全な左右対称は、事実上不可能なのです。とはいえ左右のバランスが悪いと、肩の高さは揃わず、顔も歪《ゆが》んだり、乳房の大きさにも左右で違いが。左右の胸の厚みの差が大きくなると免疫力が落ちてくるなどの弊害も出てきます。「四十肩、五十肩」などの症状が現れてくることも。（肩甲骨リセット体操→ P.54）

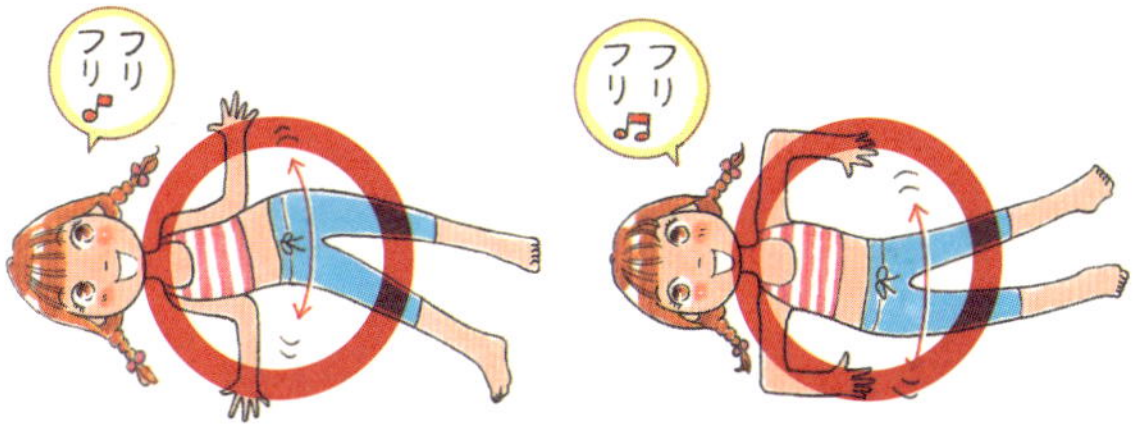

すべてうまくいく人は「**ニュートラル**」さん

肩甲骨は開く方向にも閉まる方向にもスムーズに気持ちよ〜く動いています。肩からウエストまでのバランスもきれいで、なんといっても背中に美しく肩甲骨が浮き出ているのが特徴。キャミソールやタンクトップ、水着や背中の大きく開いたドレスになった時、天使の羽のような肩甲骨の美しさに誰もが息を呑《の》む……。

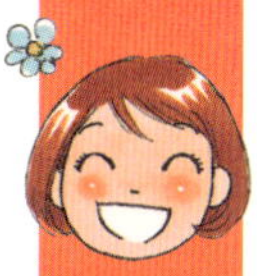

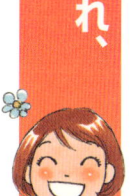

DRILL03 解説

同じ人でも「しまり傾向」の時期と「ひらき傾向」の時期があるんです。

肩甲骨は、生理と排卵を軸に「2週間かけて閉まり、その後2週間かけて開く」というサイクルでコッソリ動いています。骨盤も、同じ周期で開閉しています。

また1日の中で「朝閉まり、夜開く」を繰り返していることも同じ。全身の骨は、肩甲骨と骨盤に連動して動いています。どんな人にも「**内側に動く力が強く働くしまり傾向さん**」時期と、「**外側に動く力が強く働くひらき傾向さん**」時期があるのです。

開いたピークの生理前は、胸の表面に青く静脈が浮き出て乳首は少し黒ずみ、胸がボリュームを増します。この胸の張りは、赤ちゃんにおっぱいをあげる母乳の張りと似ています。一方閉まるピークの排卵時期は、フェロモンを感じさせるセクシーな胸の張りが起こります。それぞれのタイミングで働くホルモンが違うので、胸の張り方も違ってくるのです。

閉まるピークのセクシー胸、開くピークの癒し系母乳胸。この2つの胸張りを両方手に入れることが、健康で美しい美乳への道です。「開く」と「閉まる」、両方あってこそ美乳！　からだは常に変化し続けていることを知って、「ひらく体操」「しめる体操」で、美しい上半身を手に入れましょう。

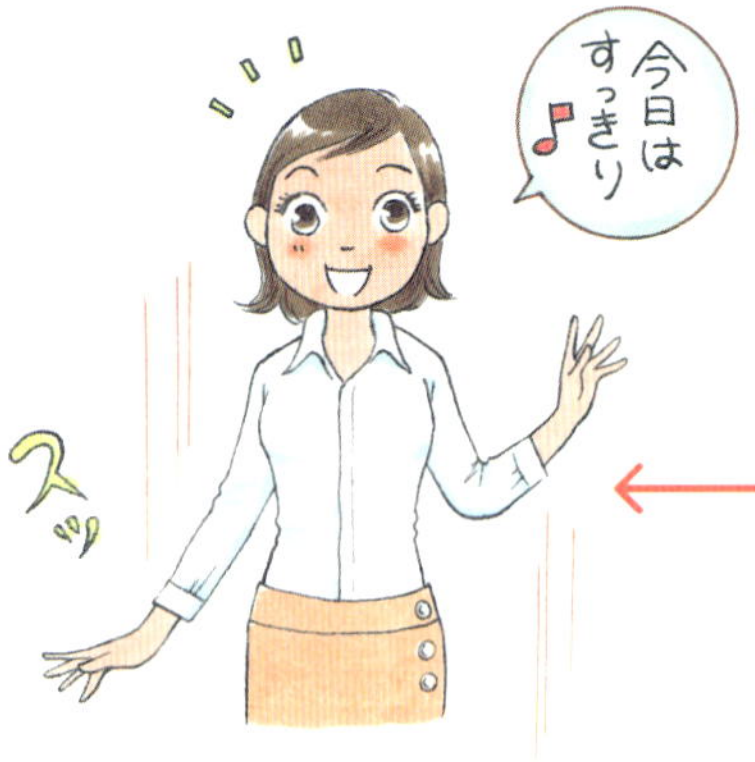

肩甲骨が閉まる時期には、ワキも身幅も締まってスッキリ！　メリハリが生まれ、胸はつんと上向き。

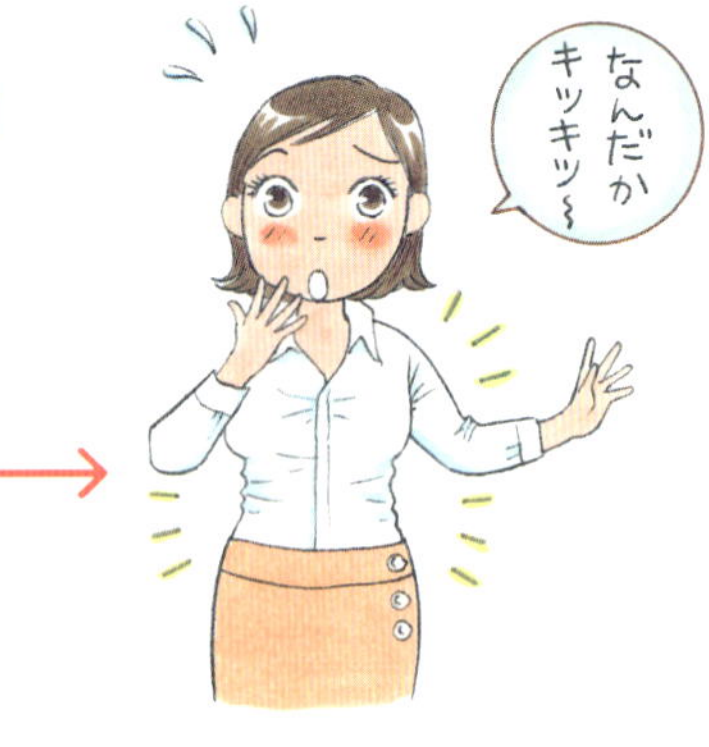

肩甲骨が開く時期には、シャツのワキぐりがキツキツに！　ブラのアンダーもきつくなります。

肩甲骨は

毎日：12時間かけて徐々に閉まり、朝のピークで目が覚めます。今度は夜に向かって徐々に開きながら下垂し、肩は落ちてなで肩、ピークで目が開けられなくなりおやすみタイムへ。

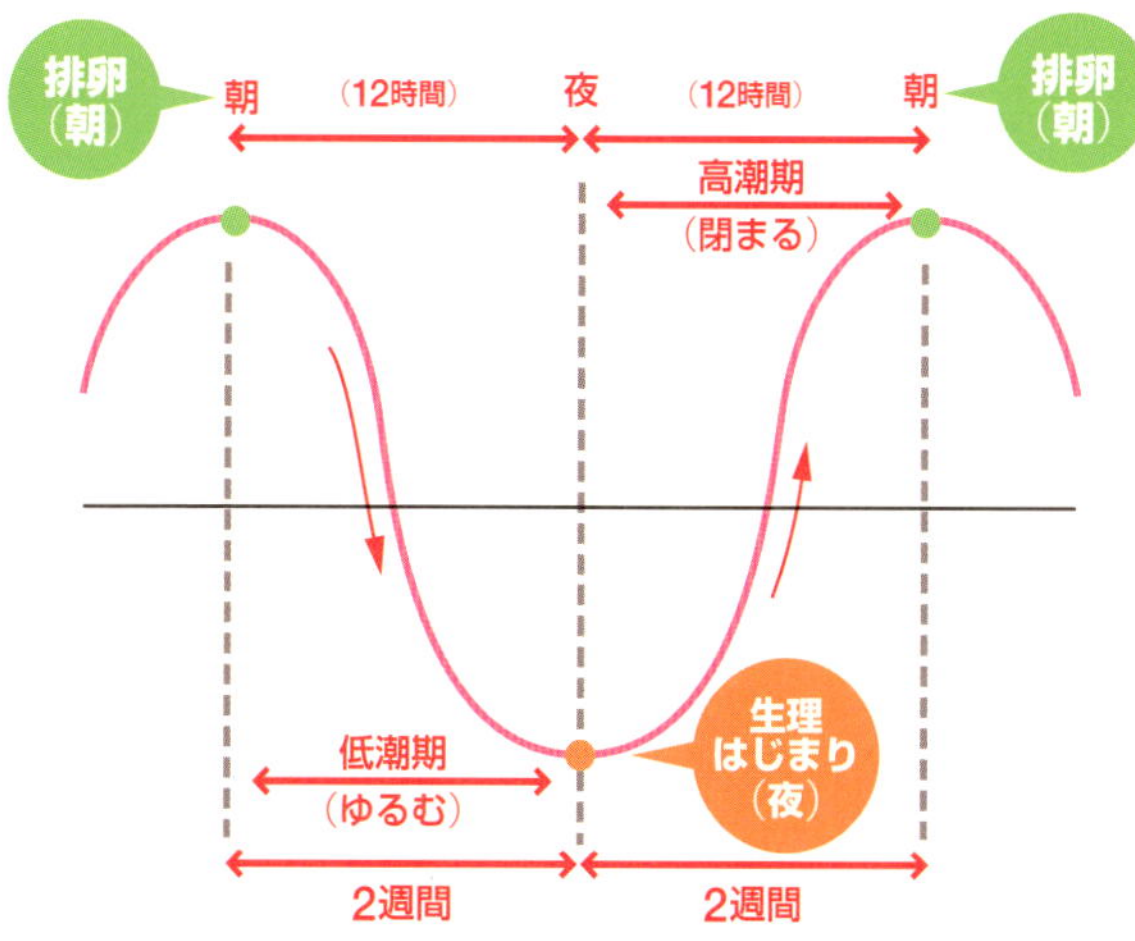

毎月：2週間かけて徐々に閉まり、ピークで排卵を迎え、2週間かけて徐々に開き、最大に開いたところで生理を迎えます。

肩甲骨の1カ月は骨盤とともに

生理直前（低潮期の底）に開き

排卵直前（高潮期のピーク）に閉まる

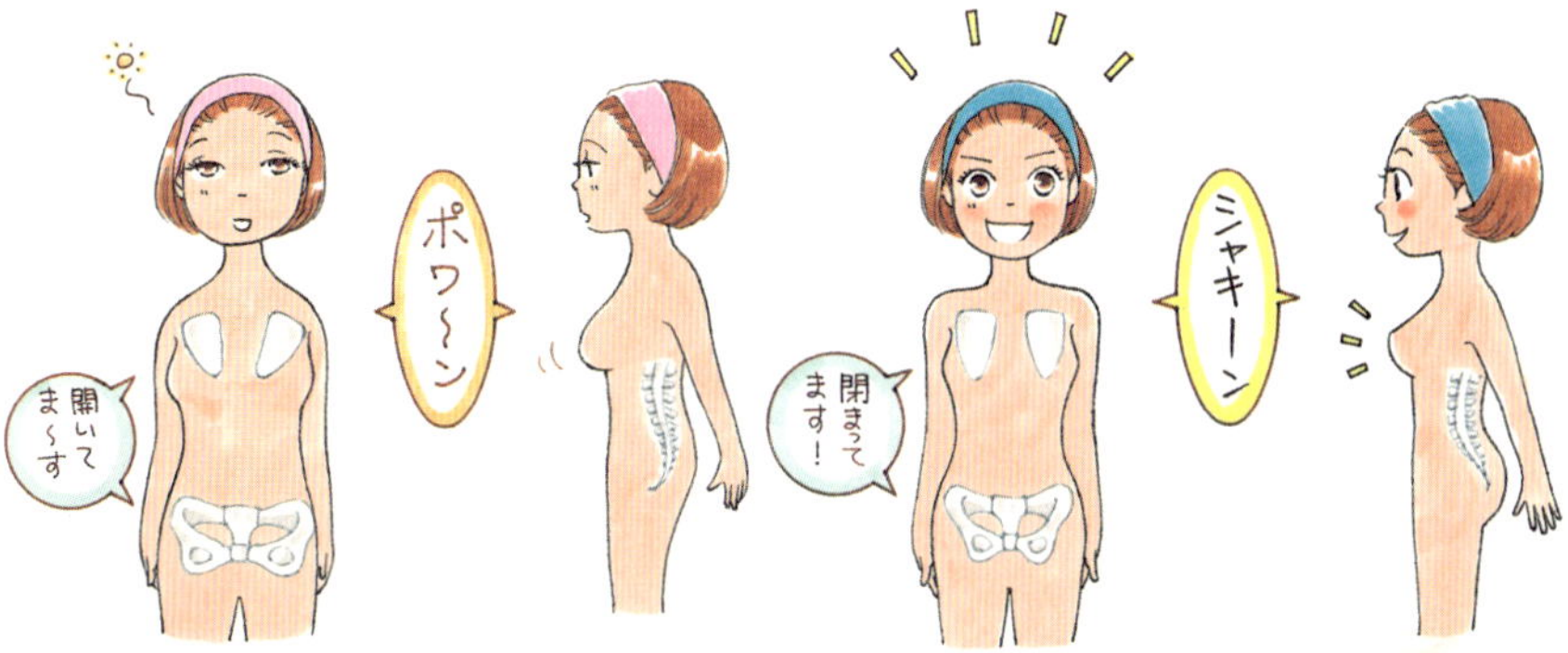

生理直前は肩甲骨が開きます。背幅が広がり、母乳的に張ったおっぱいは左右に開き気味に。骨盤も開いて下垂、お尻は扁平。顔も平ぺったくなったみたい。排卵直前には肩甲骨は閉まり、胸にはテンションがかかってハリが生まれます。骨盤も閉まって背中は反り上がり、お尻はめでたく上向き！　顔もなんだか3D!

タク先生の
特別講習

肩甲骨がサビつくと、どうして美乳になれないのか

現代人の肩甲骨はフリーズしている

はるか昔、人類は木の実をもいだり、水をくんだり、槍《やり》を投げたり、土を掘ったり、肩を上げ下げしなければ、生きていけませんでした。時がたっても、つい最近まで洗濯物を干したり、畑を耕したり、「腕の上下運動」は暮らしの中での必要最重要な動作だったのです。ところが今は、乾燥機つきの全自動洗濯機、水も蛇口をひねれば出てくるし、手を動かすといえばパソコンなどの「手先の動き」がほとんど。上げるどころか、後ろ側に手を回すことも少なくなっているのが現実です。動かさなければサビてくるのはあたりまえ。肩こりや首こり、肩背部《けんぱいぶ》痛を訴える方が多いのも当然なのです。文明の進歩によって生活の環境はこの100年で劇的に変化したけれど、何万年もかけてできあがったからだの仕組みは、そう簡単には変われない。その狭間《はざま》でさまざまな支障が出てきているのが、現代人のからだなのです。

上半身はちょうちん構造

さて、「あばら骨（肋骨《ろっこつ》）」ってどこからどこまでのことでしょう？　胸の前面だけがあば

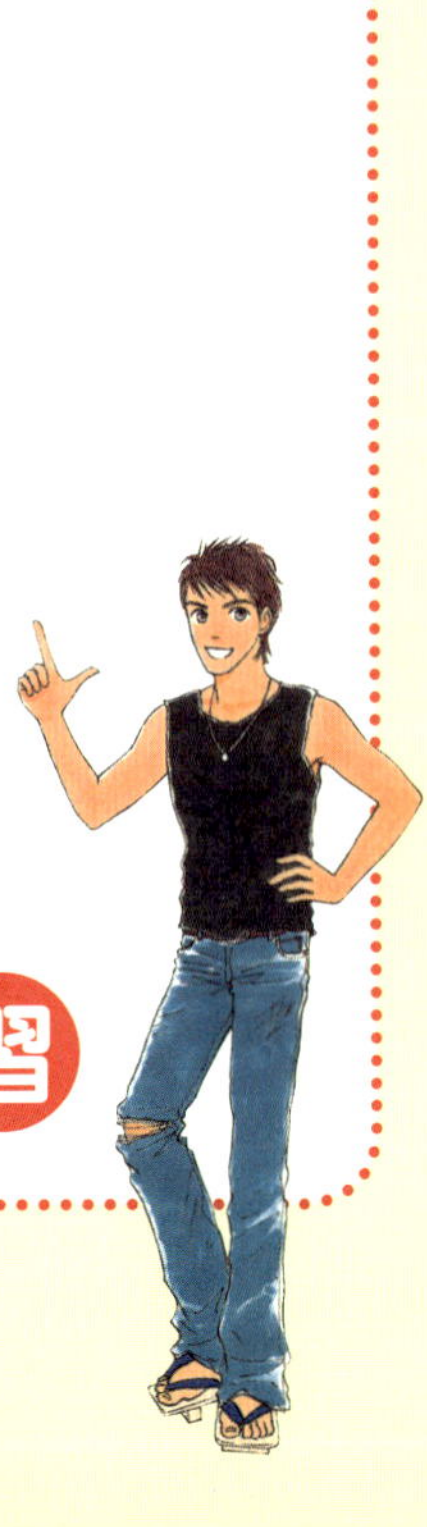

らではありません。あばら骨は、背骨からからだの臓器を覆うようにくるっと胸まで回り込んでいます。ちょうど「ちょうちんの骨組み」みたいなものを想像してもらうとよいかも。この「骨組みちょうちん」の中には、上半分に「心臓」と「肺」が、そして「横隔膜」を挟み「胃」「肝臓」などが入っています。

ちょうちん（肋骨）と肩甲骨の関係

肩甲骨は、肋骨でできたちょうちんの上からぱかっとかぶさっています。ちょうど、鎖骨と肩甲骨でできた「肩甲骨プロテクター」を装着したような感じ。そして肩甲骨が開くとちょうちんもフイゴのように膨らみ、肺に息が入り、肩甲骨が閉まってフイゴをすぼめ、息が吐き出されます。「丸みをもった肋骨ちょうちんの上をなでるように肩甲骨が動く」というのが理想の状態なのです。

さらに、肩甲骨と肋骨の間には、血管やリンパ管（おっぱいチューブ）などが膨大に走っています。血液やリンパ等は乳を成長させる大切な栄養源（美乳エキス）。肩甲骨がサビてちょうちんに張りついてしまったら……もうおわかりですね。

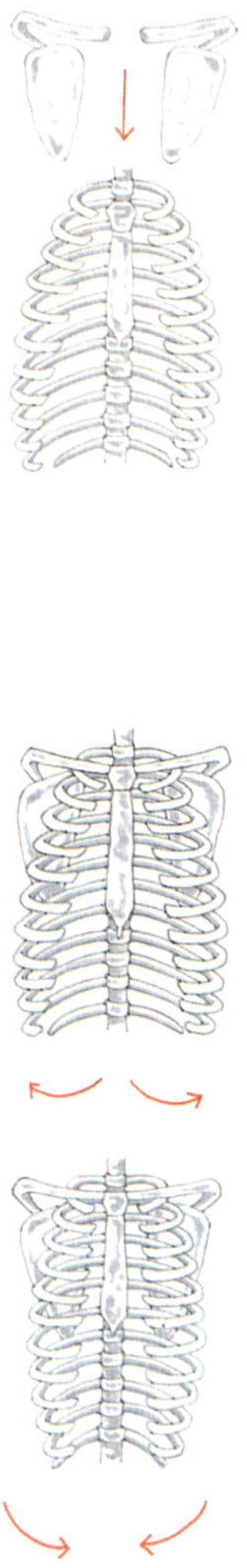

まとめ●　**肩甲骨のサビを落とし、「閉まる」「開く」の動きを復活させる。これが美乳への近道です!**

おからだHELP

眼精疲労と子宮
～目の疲れ、子宮の疲れのサインかも～

＊高性能だからこそ、疲れてしまう目

最近目が疲れている人が多いような気がします。夜寝る前に薄暗い蛍光灯の下で本を読んだり、旅行を申し込むのに100円でも安いツアーを探すためにインターネットにかじりついていたり……。

人間の目はとても高性能。光の入り口である瞳孔は、明るいと縮み、暗くなると開いて、目の中に入る光の量を調節しています。

ところで、蛍光灯やテレビ画面、パソコン画面などは、ものすごい速さでついたり消えたりチラついているということをご存じですか？　この超高速点滅に対応しようと、瞳孔は長時間高速で開閉し、常に緊張し続けているのです。最近、目の疲れを訴える人が急激に増えているのは、この高速点滅光源がまわりに急激に増えたことに関係しています。

＊目は下腹内臓器に影響する

目が疲れると、首の根っこの筋肉が収縮し、神経と骨が癒《ゆ》着《ちゃく》してきます。このような視神経の緊張は、子宮や前立腺に緊張を及ぼし、負担をかけているのです。

目の疲れを感じたら、しばらく休憩を取ることが、からだ全体にとって、とても重要。目が疲れたら目をもむのではなく、子宮など下腹内臓器を取り囲んでいる骨盤をゆるめるのが効果的です。（骨盤をゆるめる「開き座り寝」→P.94,P.95）

2時限目

ウラ筋、弱まってない?

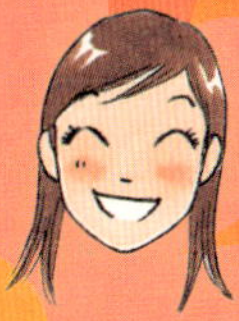

健康的で美しい美乳を育てるカギ、「肩甲骨の開閉」。
これを支配するのはズバリ「美乳ウラ筋」!
二の腕の裏側をつまんで曲げ伸ばししたとき
内側にコリコリ動く、あれもその1つです。
美乳ウラ筋を強化して、美乳プラスαのメリットを
手に入れちゃいましょう!

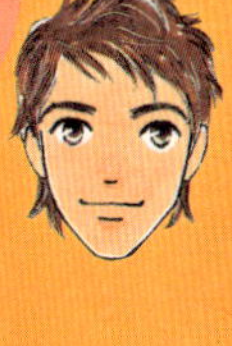

DRILL 04

二の腕たるんでない?

美乳ウラ筋チェック

美乳を育てるために不可欠な「美乳ウラ筋」。実は1つではありません。まずは、どの美乳ウラ筋が使われず硬く縮んでいるか、この「美乳ウラ筋チェック」で調べてみましょう！　二の腕が気になる人は、ウラ筋フリーズの可能性、大ですよ。

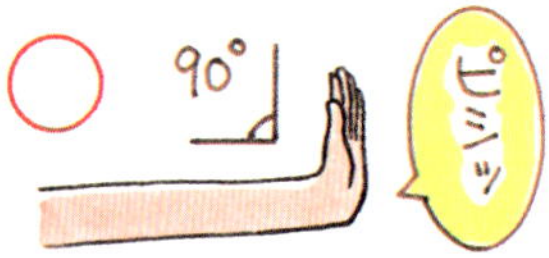

90度にしっかり
ロックできればOK!

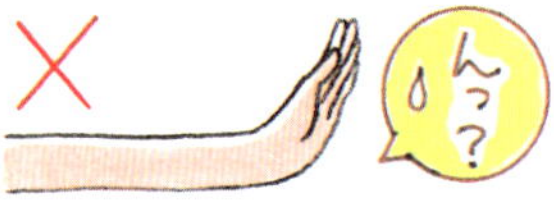

ロックが甘いと意味なし!

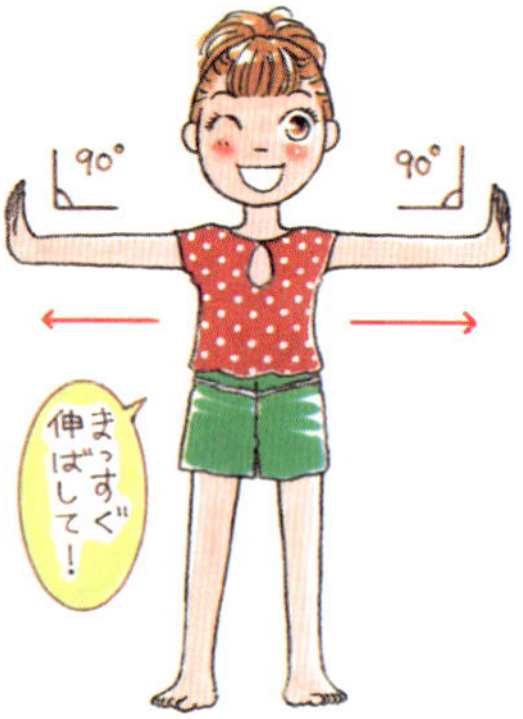

❶ 両腕を一直線に横に伸ばし、手の甲を90度にしっかりロック。

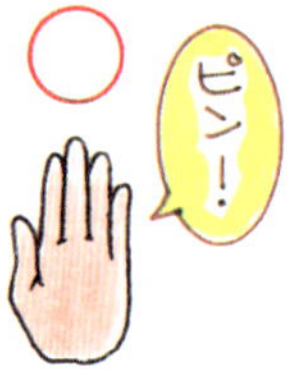

指先は常に5本
ともまっすぐに。

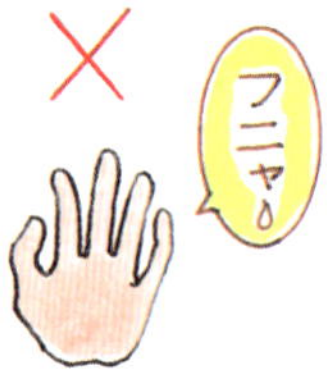

指先が曲がって
いると、判定が
できません。

どうしても指先が曲がってしまう方向
があれば、それが苦手方向！

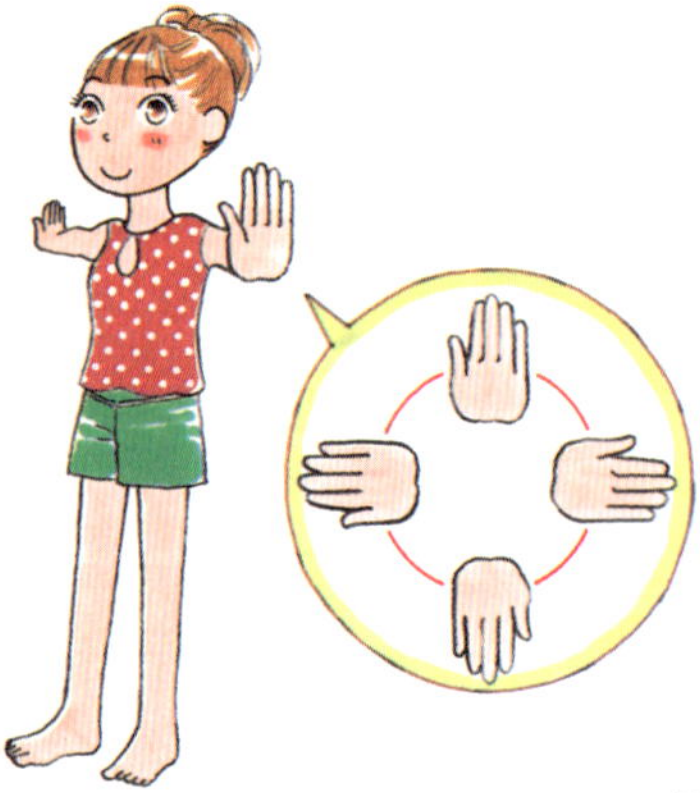

❷ 指先を上にしたまま10秒ロック！　続いて、下、左、右、それぞれの方向で10秒ずつロック。どの方向が一番ツライかチェック！

美乳ウラ筋群

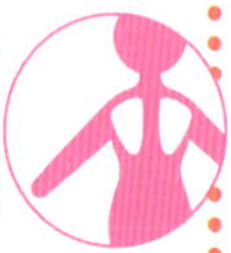

得 二の腕のたるたるさようなら！手首もほっそり、しなやかな腕に！

「ロック」という言葉がたびたび出てきました。これは「1つ1つの動きをテキトーに流さず、きちんとキメる」ということ。ロックすることでその部位にキチンと負荷がかかり、反動で一気に完全脱力したとき、本来のリラックスした状態にリリースできるのです。ロックしないと、縮んだ美乳ウラ筋はリリースできません。

ロックの感覚がわからない人は

これならカンペキ！

フリフリ♪

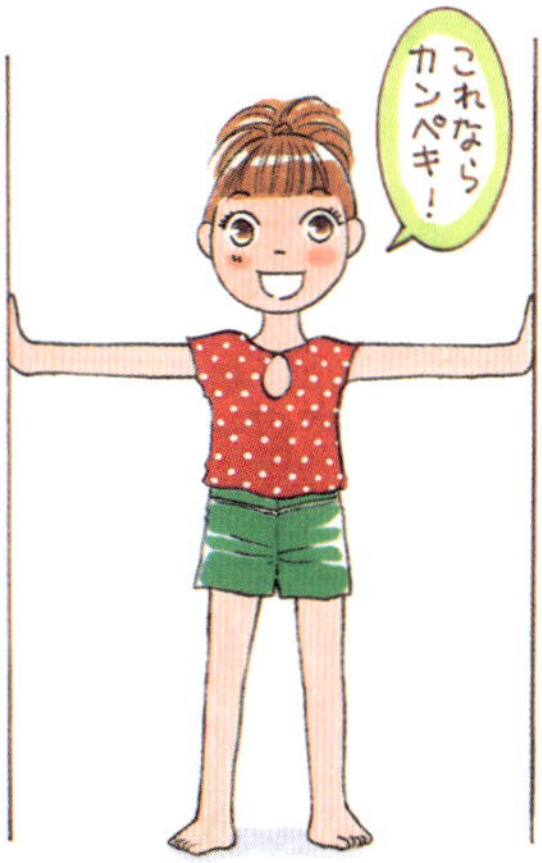

手首を90度にロックする感覚がつかめない！ という人は、壁を押すようにしてみるとわかるよ！

❸ 一番やりにくかった方向に、もう一度ロック！ 10秒間左右にフリフリする。

イェ〜

ロックだぜ！！

ちがう…。

これもロック（岩）

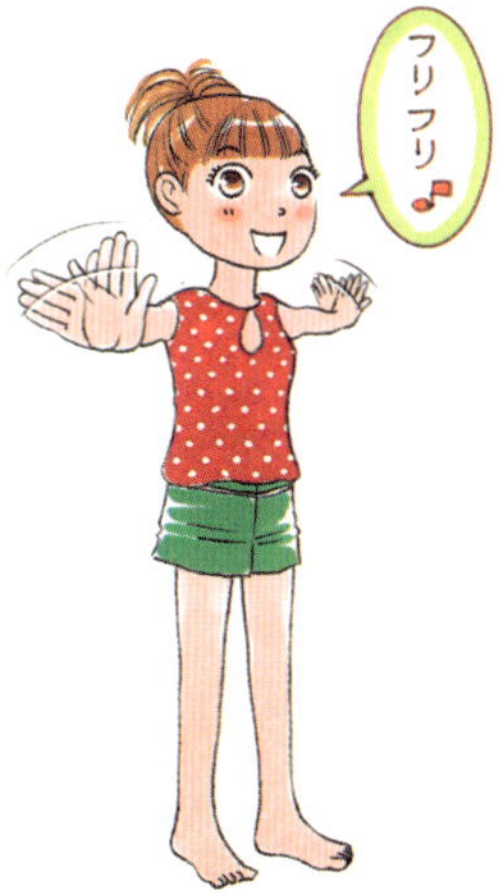

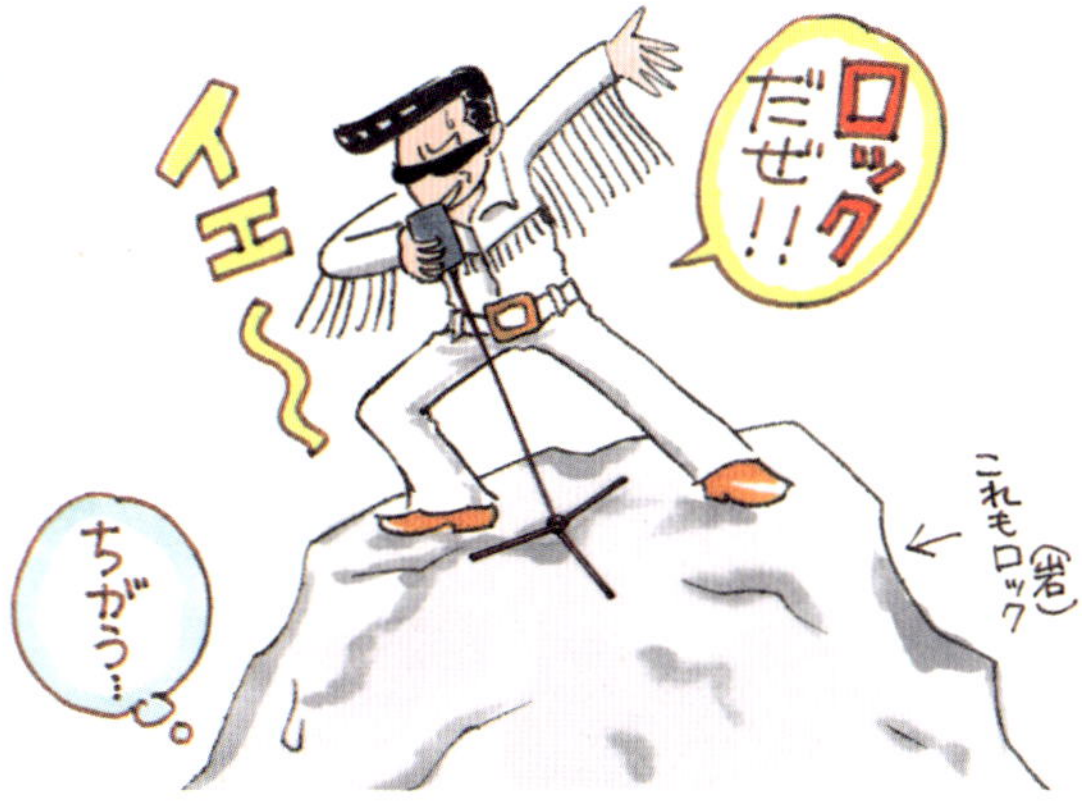

DRILL 05

ウラ筋、目覚めよ！

つっぱりグーパー運動

どの方向のウラ筋が冬眠しているかわかったら、もうこっちのもの。眠っているウラ筋を目覚めさせましょう！　ウラ筋が動いている～、肩甲骨が動いている～とイメージしながらやると、効果倍増！

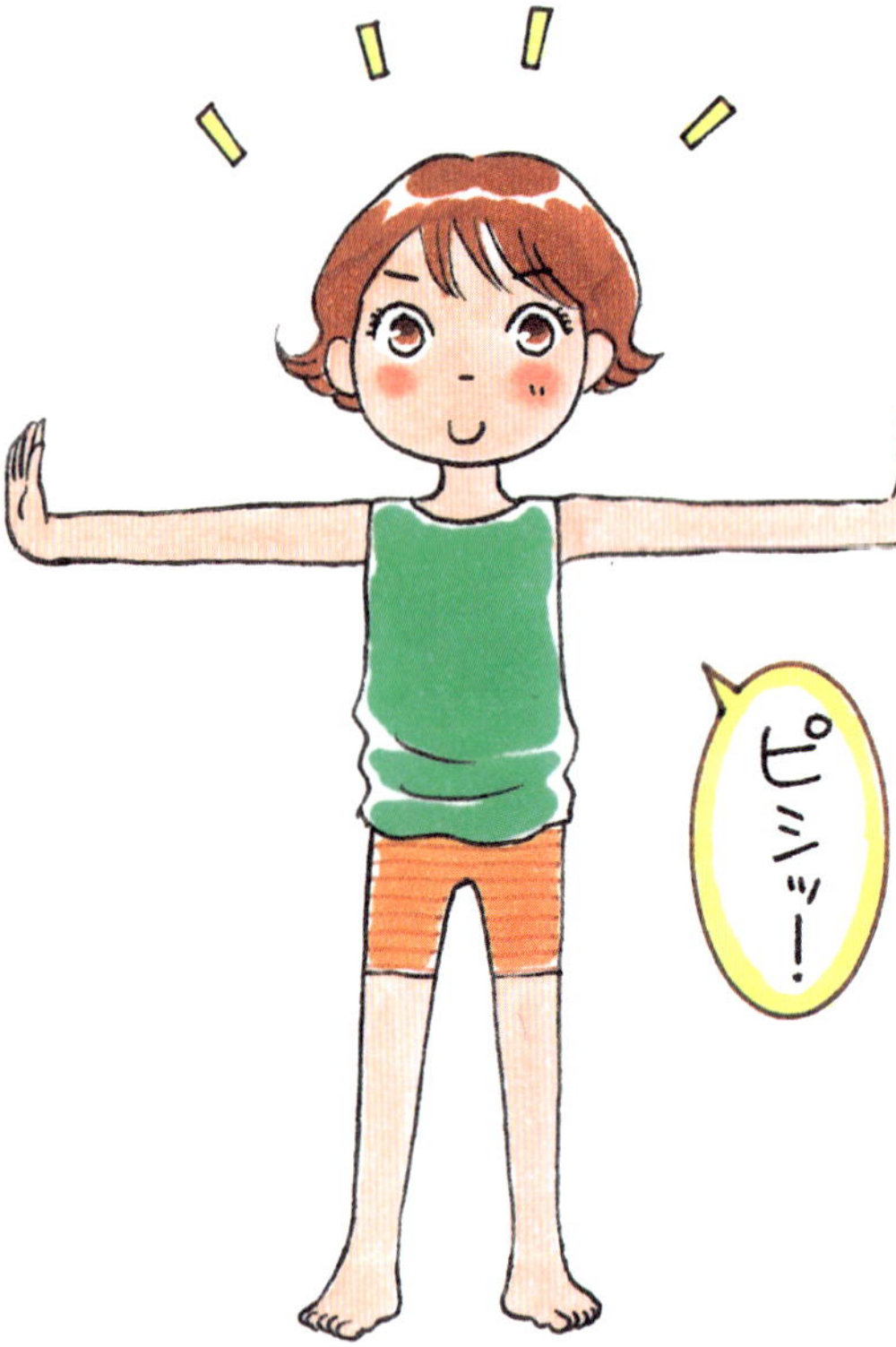

❶ 先ほどの DRILL 04「美乳ウラ筋チェック」（P.36）で一番つらかった方向に、腕をロック。

美乳ウラ筋群

得 肩こり、腕こり、パソコン疲労などによる目の疲れ、首こり解消！

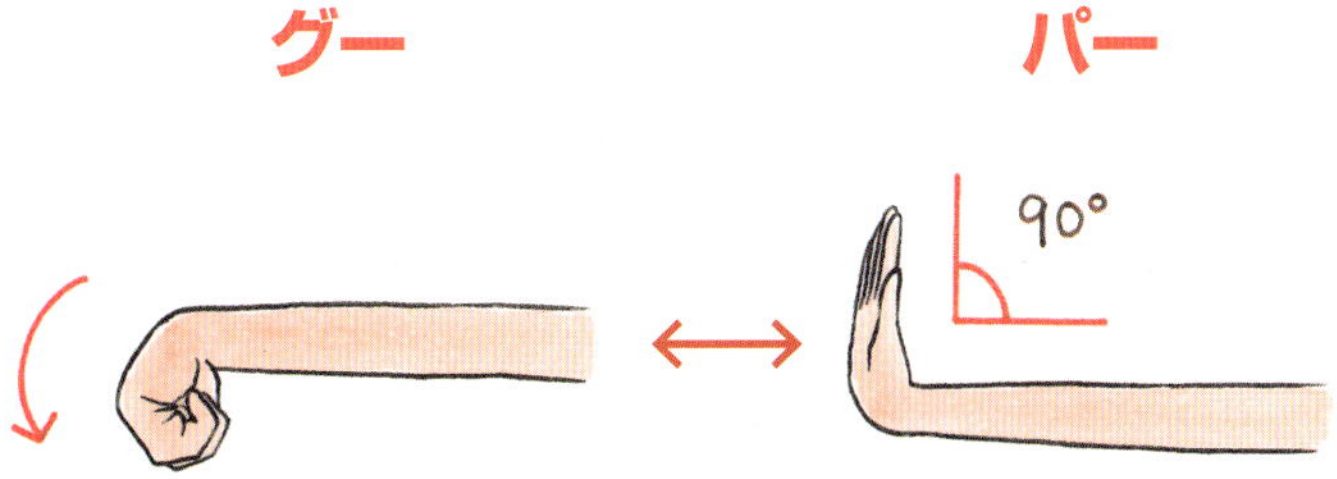

❷「グーにして手首を伸ばす→パーにして手首を反らす」のグーパーグーパーを5回繰り返す。パーの指先が曲がらないように注意！

✕ **ヒジ曲がり注意！**

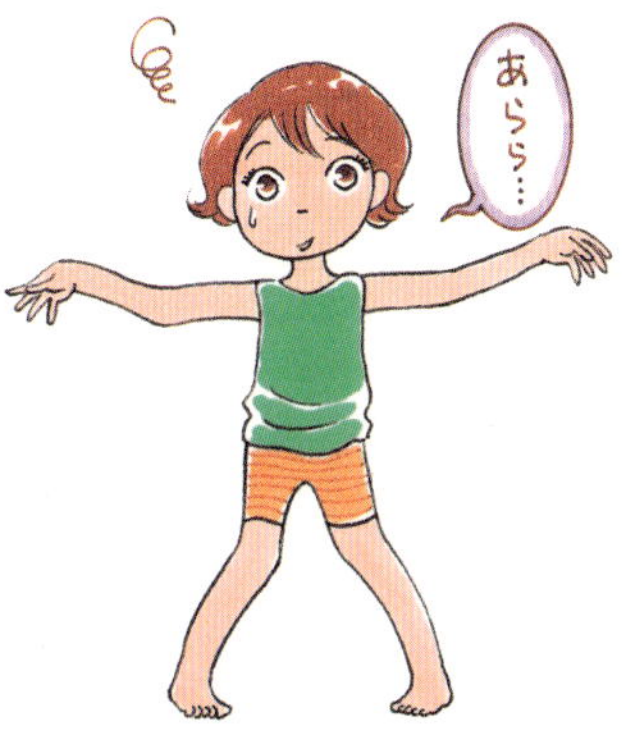

やっているうちに、だんだんヒジが曲がってこないように気をつけて。

✕ **やりすぎ注意！**

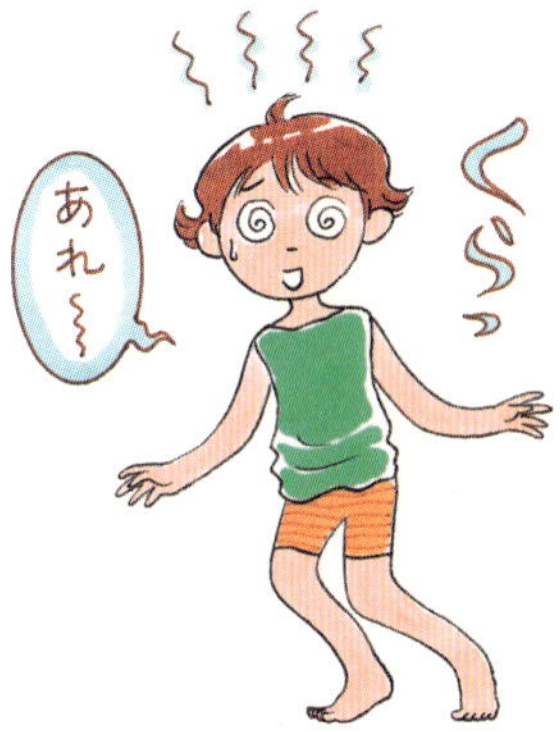

あっという間に「超からだモード」になり、指先まで一気に血が回りだすので、頭がクラッとすることも。気持ちいいからついついやりすぎちゃいがちだけど、初めのうちは、5回やったらひと休みしよう！

DRILL05

解説 美乳ウラ筋が目覚めると、美乳エキスは胸に流れるスタンバイOK！

美乳ウラ筋＝肩のインナーマッスル！

人間のからだには、何百ものアウターマッスル（オモテ筋）と、インナーマッスル（ウラ筋）があります。その両方が絶妙にバランスされていることで、からだはスムーズにいろんな動きができるのです。

肩関節は「ワリバシ三角すい」構造

前後にしか動かないヒザやヒジと違い、肩は前後左右、ずいぶん自由に動くようにできています。これは、肩の部分の構造のおかげ。肩を構成している骨は、肩甲骨、上腕骨、鎖骨。この3つの骨を、バラバラにならないようにたくさんの靭帯《じんたい》がぐるぐるっとまとめています。ちょうど、3本のワリバシの頭部分を輪ゴムでぐるぐるまとめて三角すいを作ったような感じ。がっちり固定ではなく、輪ゴムでぐるぐる、がポイント。

そして、肩を前後左右に動かしているのが、さまざまな筋肉なのです。

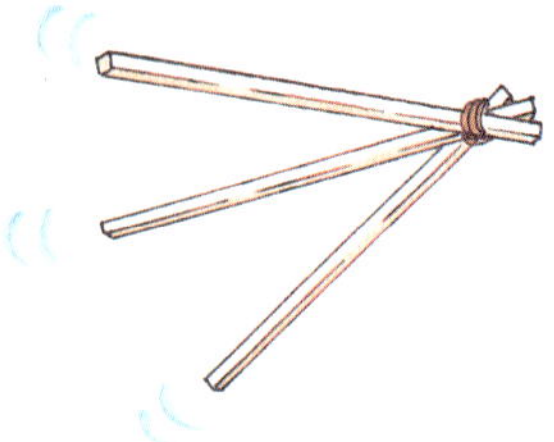

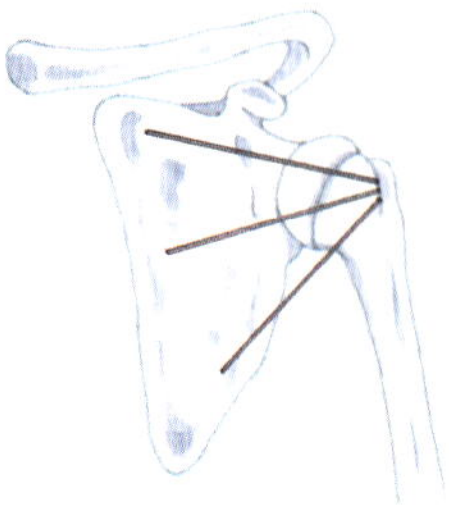

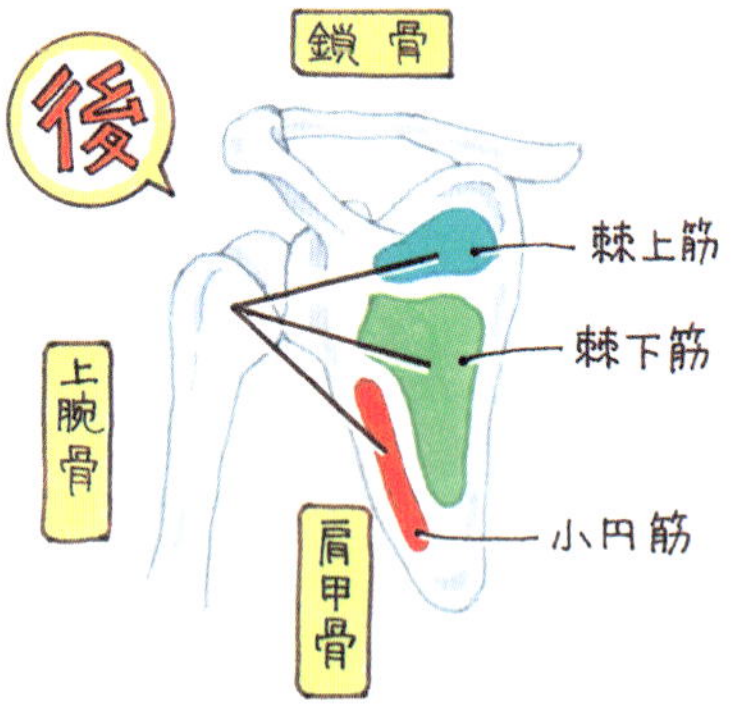

美乳ウラ筋群

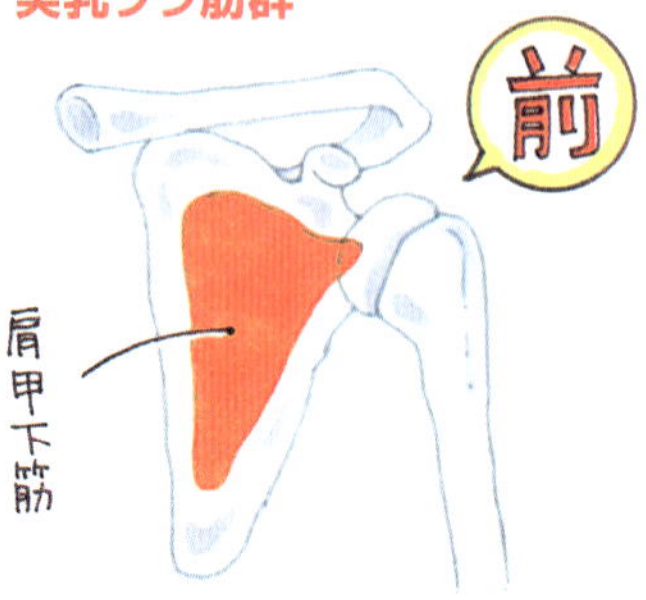

ところが現代の生活では、インナーマッスルを使う動きをする機会がほとんどありません。筋肉は使わなければ衰えていきます。しかもインナーマッスルは、マシントレーニングなどでは鍛えることが難しいのです。インナーマッスルがヨワヨワなまま、マシントレーニングでアウターマッスルをどんどん強化していけば、絶妙なバランスが崩れて肩を脱臼《だっきゅう》してしまうなど、からだは壊れてしまいます。また、アウターマッスルはいわゆる「ムキムキ筋」。極端な鍛えすぎも、うーん……ですよね。

肩のまわりには、重要なおっぱいチューブがいっぱい！

動かない筋肉には美乳エキス（血液やリンパ）がうまく回りません。それがますます筋肉を動かなくし、さらに、美乳エキスの流れが滞るという悪循環が発生。エキスが通らないおっぱいチューブ（血管やリンパ管）は少しずつ細くなっていき、通りがどんどん悪くなっていく……今日から10秒、グーパーでウラ筋を動かして、美乳エキスをドバッと流そう！

Point

つっぱりグーパー運動は、美乳ウラ筋＝インナーマッスルを動かす運動。これで、美乳エキスが流れる準備ができます。1日10秒、がんばってみてくださいね。

DRILL 06

美乳ウラ筋を鍛える

薬指&小指ニギニギ体操

美乳体操の効果を 120% 手に入れるには、美乳ウラ筋が十分に発達している必要があります。やっと目覚めたウラ筋ちゃん、電車の中でもオフィスでも、こっそりビシバシ鍛えましょう。

❶ 足を骨盤幅に開いて立ち、両腕を肩の高さで前に伸ばす。指をピンと伸ばし、手首を 90 度でロック。

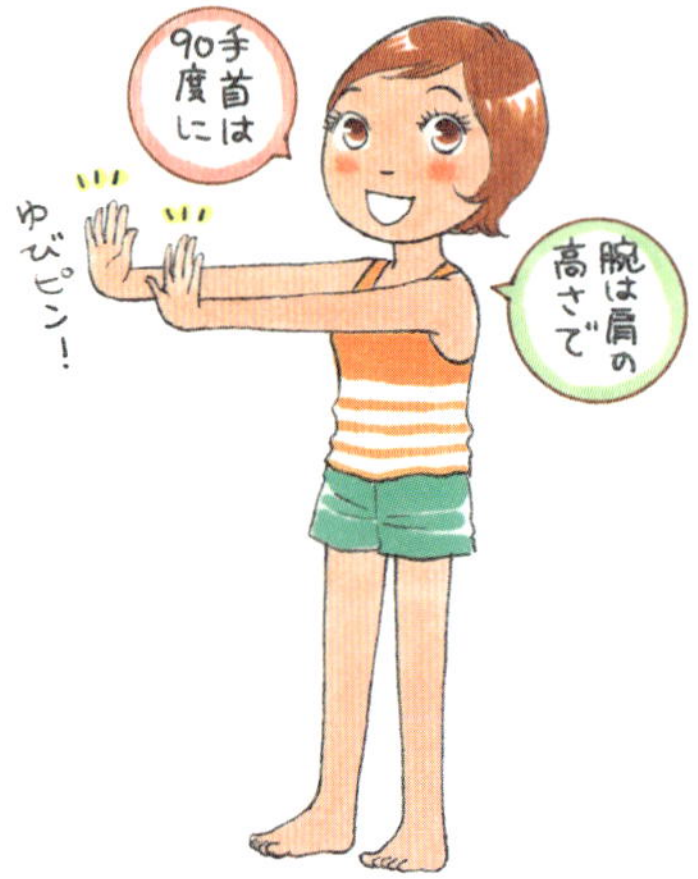

手首は90度に
ゆびピン!
腕は肩の高さで

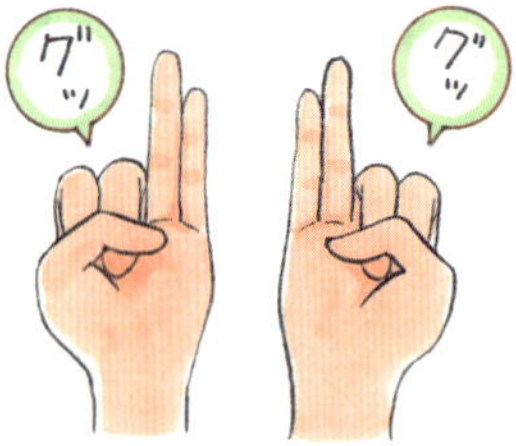

グッ
グッ

❷ 親指で、人さし指、中指をぐっと握りこむ。

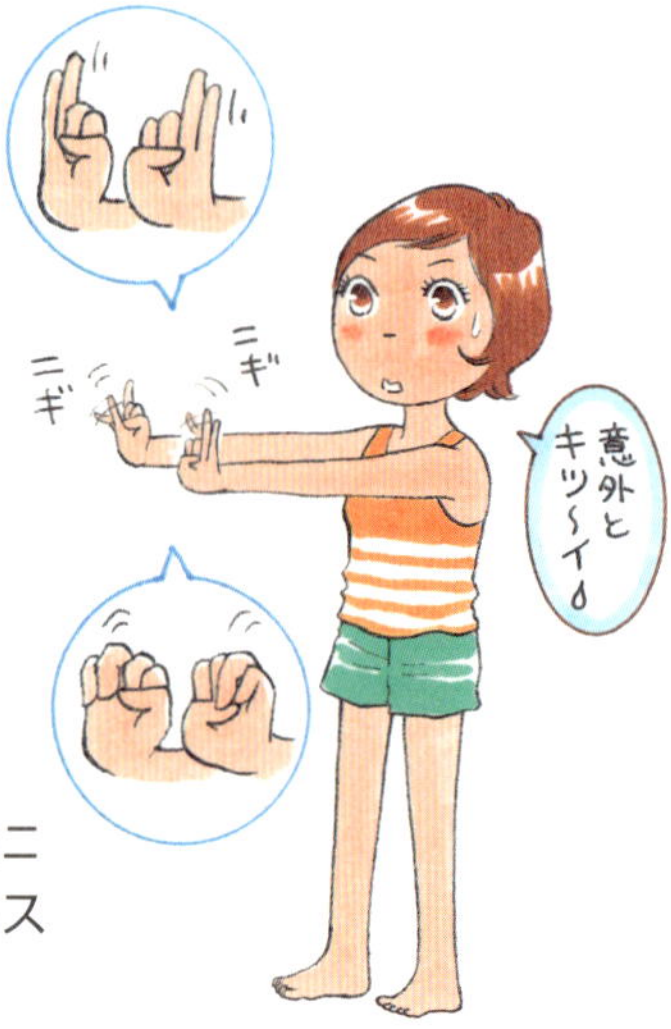

ニギ
ニギ
意外とキツ〜イ

❸ このまま、薬指と小指をニギニギ 10 回。両手同じスピードでできるかな？

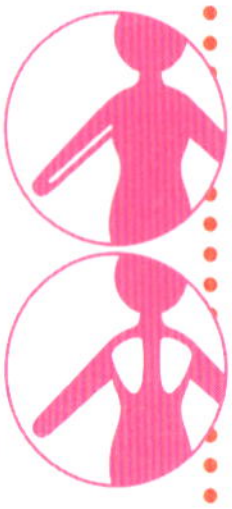
尺骨神経
美乳ウラ筋群

得 血の巡りがよくなりお肌もつやつやに！指先までポッカポカ、四十肩・五十肩の痛みが激減！ワキすっきり、セクシーに！

小指の先からヒジを通って美乳ウラ筋群まで、1本の神経が通っています。これが尺骨神経。尺骨神経を通すことで、美乳ウラ筋を鍛えちゃうのがこの体操。ちょっとキツイけど、普段使っていないため、少しやるだけで効果は抜群！

○ ピン！　× グニャ…

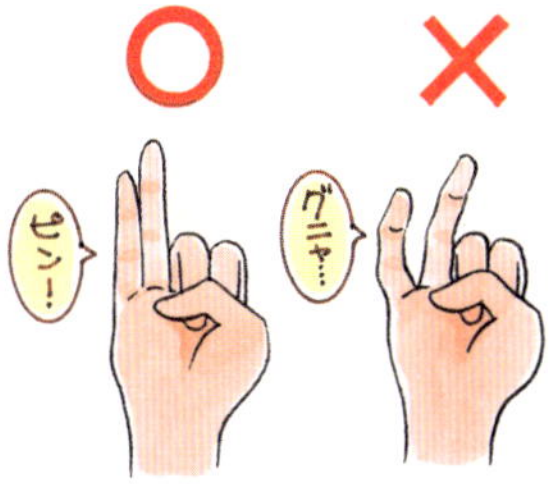

指が曲がったら効果半減！　きついけど、できるだけ「ピン！」をキープ！

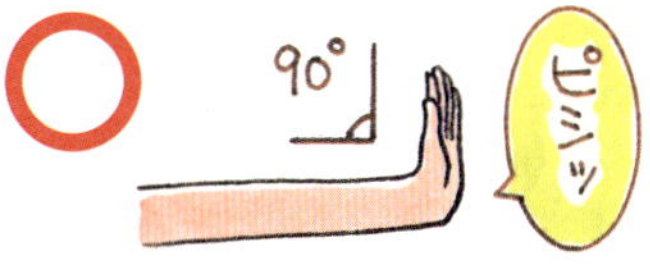

○ 90° ピシッ

手首はきっちり90度でロック！

× んっ？

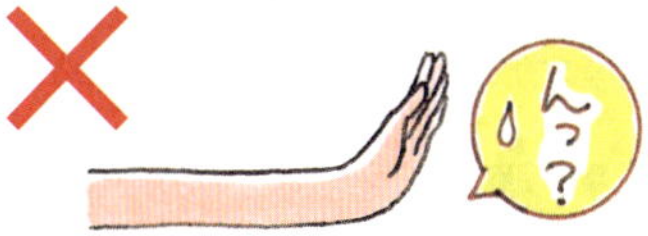

意外としんどくて、手首のロックがすぐゆるんでしまいます。注意！

ニギニギ体操のリハビリには

けっこうキツいニギニギ体操。がんばったあとにはぜひ机の縁を使っての簡単リハビリ体操を。上から押さえるように指を伸ばしたら、下から机を持ち上げるようにしてみて。

練習にもなるよ♪

グイ　上から押さえるように！

グイ　下から持ち上げるように！

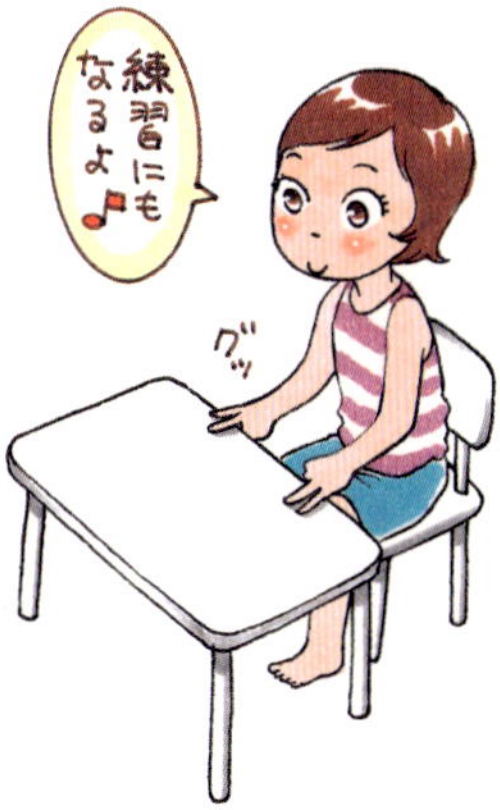

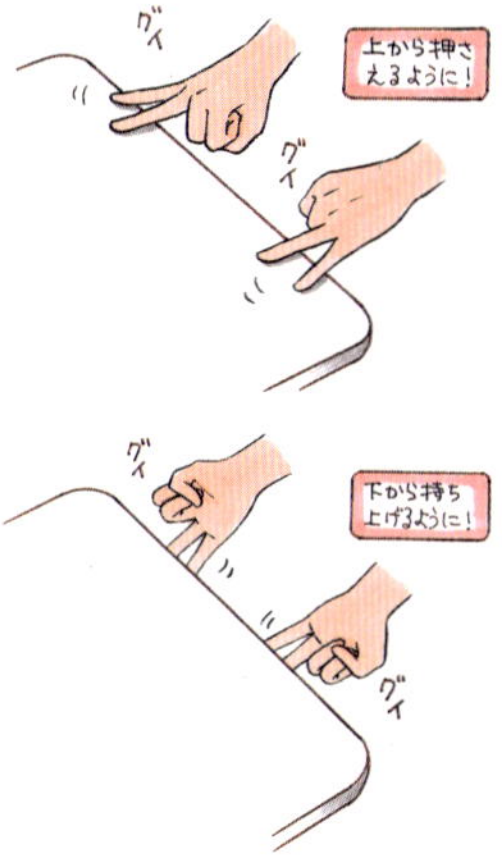

DRILL06 解説

美乳づくりのツボともいえる「美乳ウラ筋」を鍛えましょう。

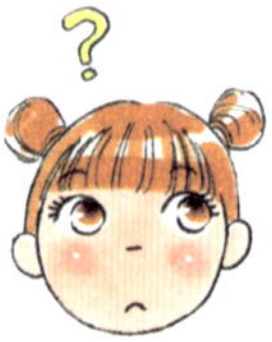

美乳ウラ筋を鍛えると二の腕が太くなっちゃうのでは?????

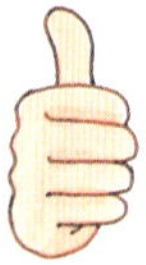

ウラ筋群（棘上筋《きょくじょうきん》、棘下筋《きょくかきん》、小円筋《しょうえんきん》、肩甲《けんこう》下筋《かきん》）はからだの深部にある、いわゆるインナーマッスル。「力こぶ」などを作るオモテ筋（上腕二頭筋や三角筋、大胸筋など）と違い、鍛えてもムキムキにはなりませんのでご安心を。女性の悩み、二の腕ダルダルの原因は、主に「脂肪」と「水」。ウラ筋を鍛えると脂肪が燃え、水の流れがスムーズになるので、二の腕のふりそでがスッキリ引き締まり、ハリのある美しいラインが復活！　ワキも引き締まります。これだけで3歳は若返る！

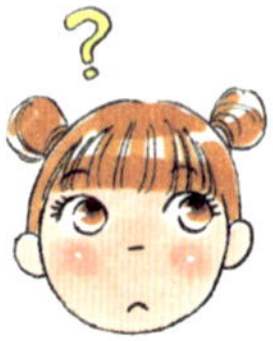

なんだか胸が小さくなったような気がするんですが……

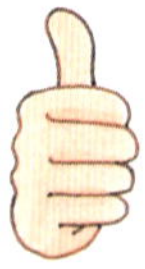

からだの反応がいいですね！　あなたが今まで「胸」だと思っていたのは、実は「澱んだ水」だったのです。ウラ筋が復活して、澱んだ水が流れ出た証拠。一時的なものです。汚いものが流れてすっきりしたところに、今度は新鮮な美乳エキスが流れ込んできます。3カ月後のプルプル胸を楽しみに、続けてみてください。

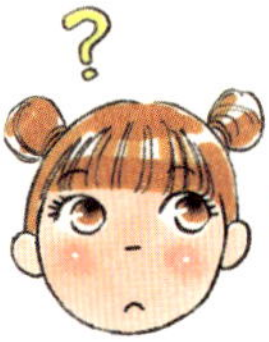

どれくらいの頻度でやればいいの？

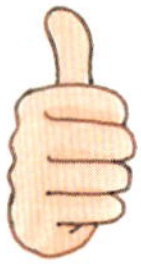

基本は「やりたい時にやりたいだけ」と言いたいところですが、あえて言うなら１日１回。オフィスの休み時間やお風呂上がり、寝る前などにやってみて。簡単な運動で健康的でハリのあるおっぱいが手に入り、おまけに二の腕ホッソリ、ワキすっきりになるんですから。「ひらき傾向」の人はワキのたるーんがとれ、「しまり傾向」の人は、適度にワキが潤ってしわしわがなくなります。みんなに愛されるヘルシー＆セクシーなワキ見せ美人の誕生です。

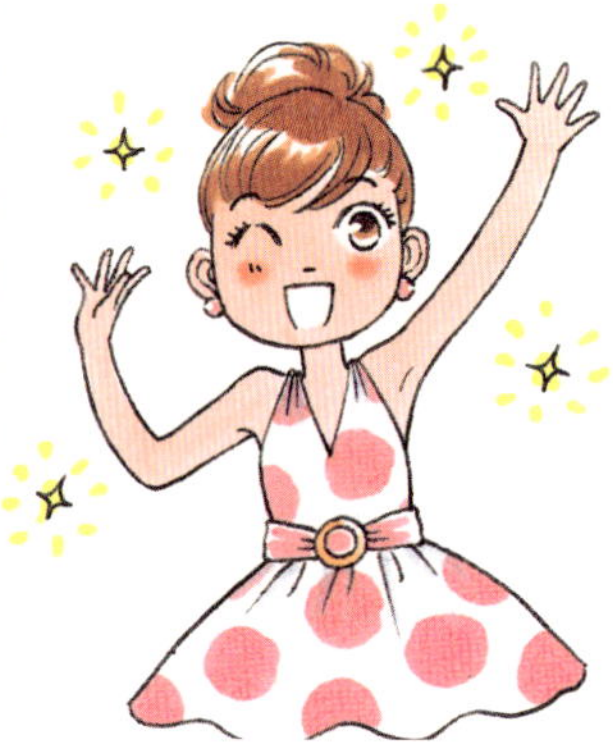

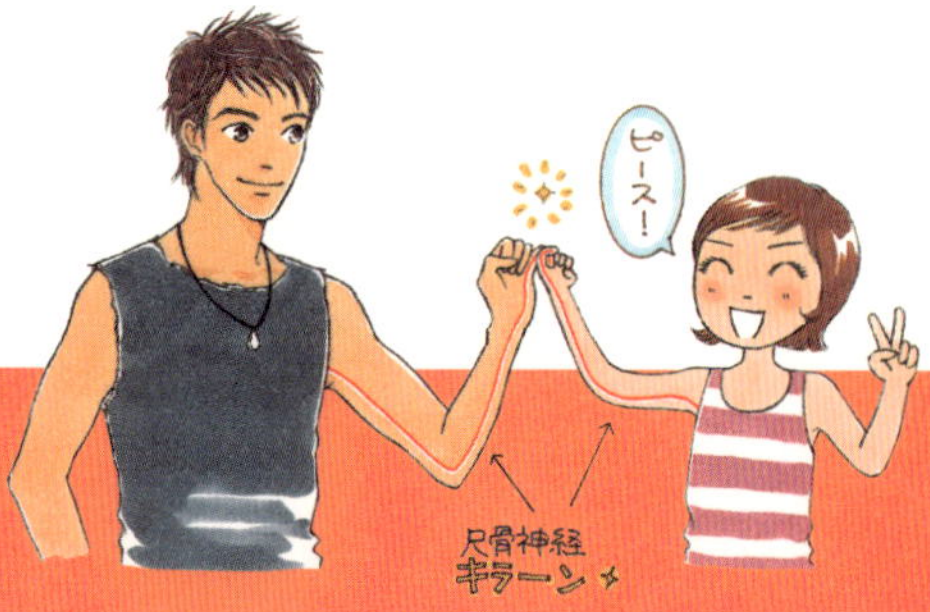

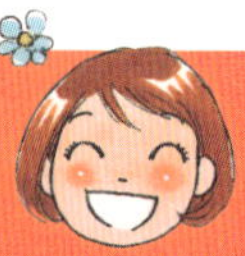

Point

いかがでしたか？　尺骨神経が働きだすと、美乳ウラ筋も張り切って動きだします。しかも腕、ワキはほっそり。また、ここでシッカリ鍛えておけば、このあとに出てくる「美乳体操」の効果も倍、さらに倍！まさに「美乳の下ごしらえ」。やらなきゃ損、損！

DRILL 07

ヒジ下体操

たくましい腕を細く！貧相な腕をセクシーに！

本人は気にしてなくても、実は目立つのが「ヒジ下」。ここのボリュームは、尺骨と橈骨《とうこつ》という２本の骨の開き具合で決まります。たくましい腕に悩んでいるあなた！　この体操で、ヒジ下のボリュームをコントロールしましょう。

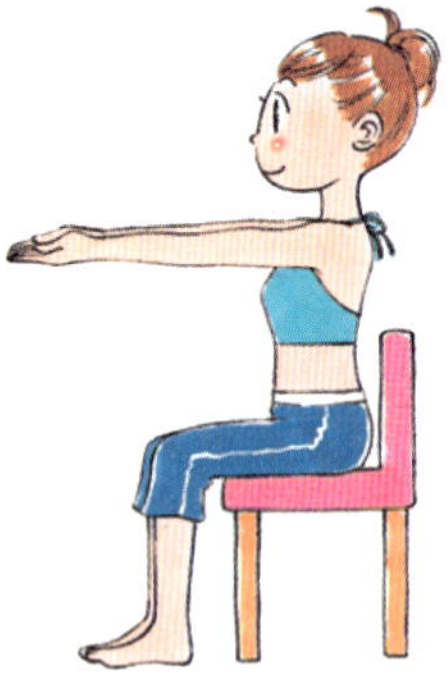

❶ イスにヒザを揃えて座り、手のひらを上に向けて両手を前に伸ばす。高さは肩の位置。

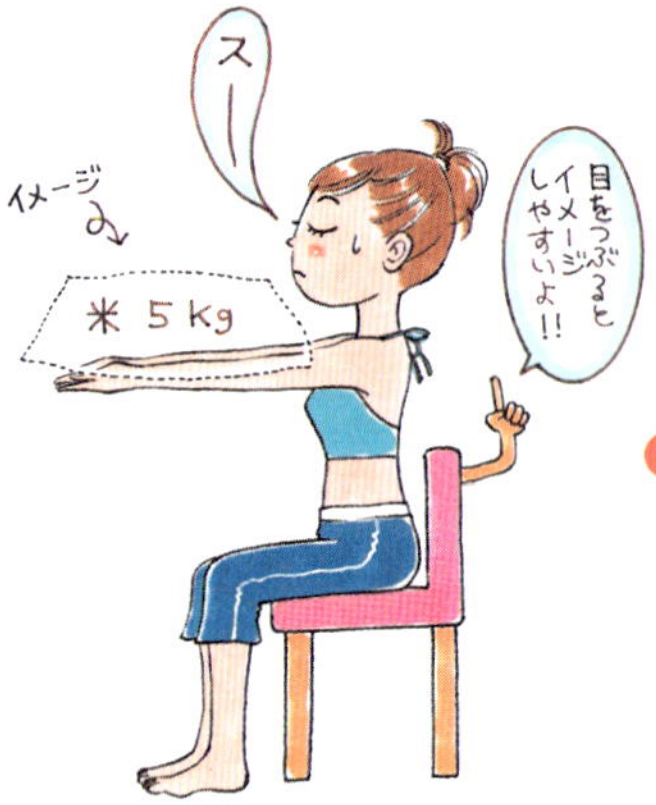
スー
イメージ
米 5kg
目をつぶるとイメージしやすいよ!!

❷ 両手の上に５キロのお米をのせているとイメージしながら息を吸う。このイメージがとっても大切。このあとも、ずっとお米のイメージはキープして！

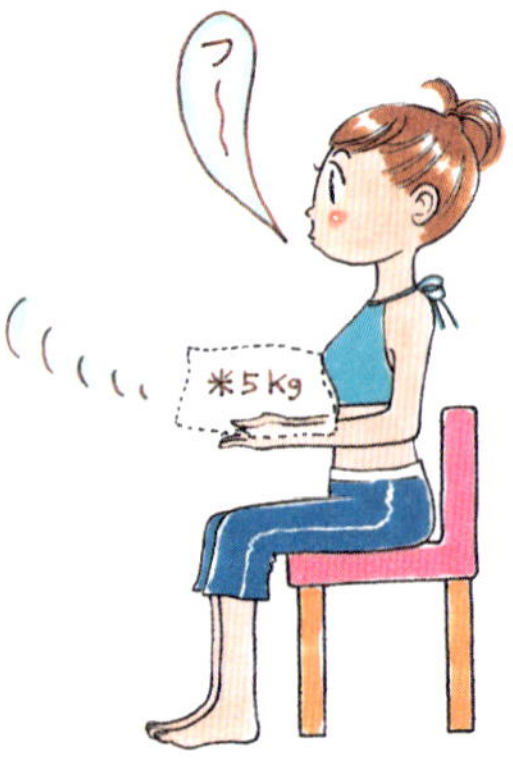
フ〜
米5kg

❸ イメージはそのまま。ゆっくり息を吐きながらワキを締めて、ヒジをからだにつくまで引く。

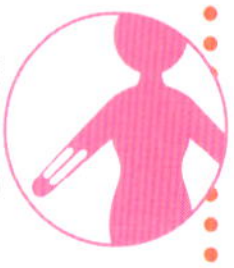
橈骨、尺骨

得
腕と同時に胸のラインもキレイに！

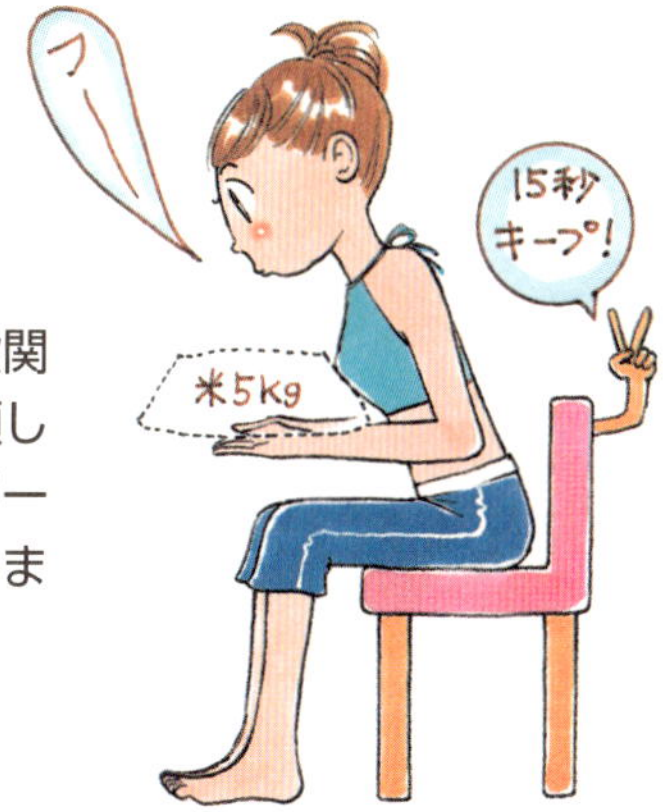

❹ 息を吐き続けながら、股関節を折るように軽く前傾しロック！ その姿勢でイメージしながら息を吐ききるまでキープ！

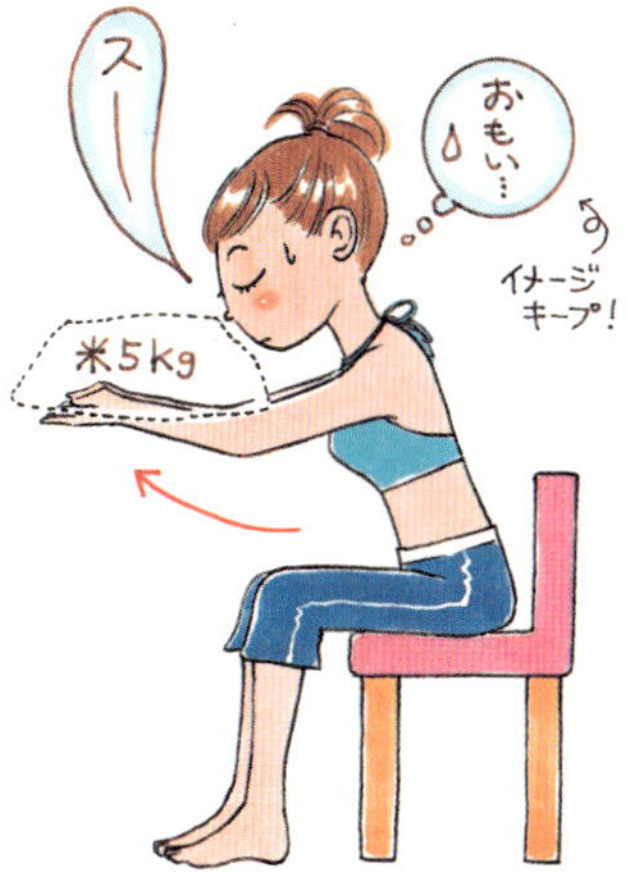

❺ ゆっくり息を吸いながら、ヒジをできるところまで伸ばしてロック、息を吸いきるまでキープ！ 重さのイメージを忘れずに。

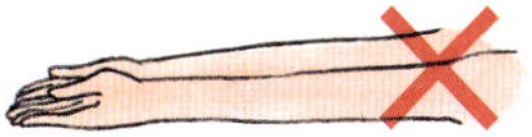

ヒジをピンと伸ばさないこと！ きちんと股関節から折って前傾していたら、ピンとは伸ばせません。

❻ 手をヒザの上に置き、姿勢を戻して終了。

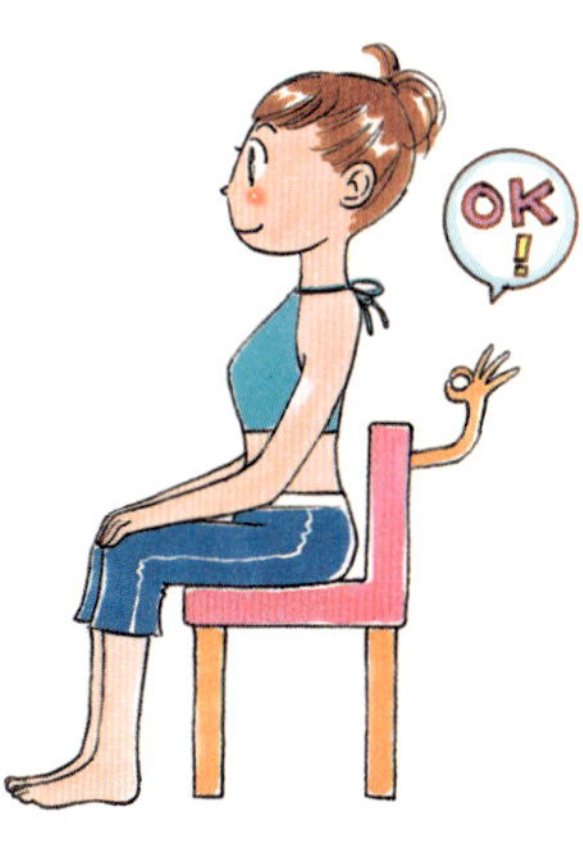

DRILL07 解説

イメージ力が強ければ強いほど、効果は大きく表れます。

骨と筋肉、神経のかかわり

腕はヒジを境に上と下で大きく骨格の構造が違います。ヒジから上は太い上腕骨1本。ヒジ下は尺骨と橈骨という2本の細い骨でできています。

ヒジ下のボリュームを決定するのは、尺骨と橈骨の幅。そしてこの骨2本の幅を引き締めているのが、腕の内側にある屈筋群なのです。またこの2つの骨、4つの筋肉に沿うように3本の神経が通っています。ヒジ下を動かさないでいるとその神経も働くことなく鈍くなり、将来的には神経痛などをを引き起こすことも。

だから、ヒジ下を動かして筋肉と神経を目覚めさせることが大切なのですね。

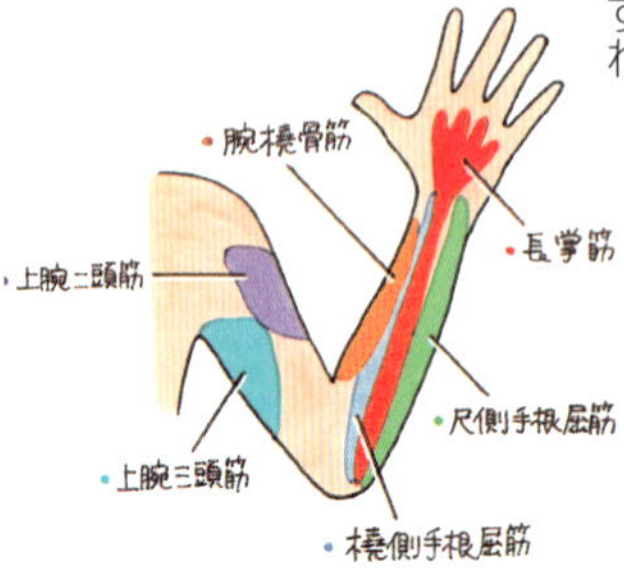

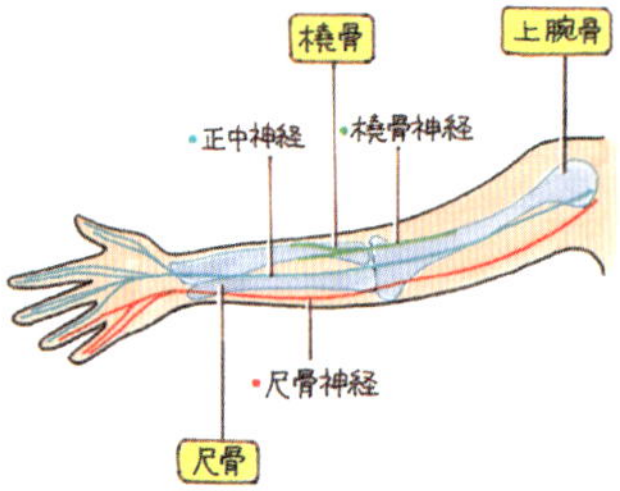

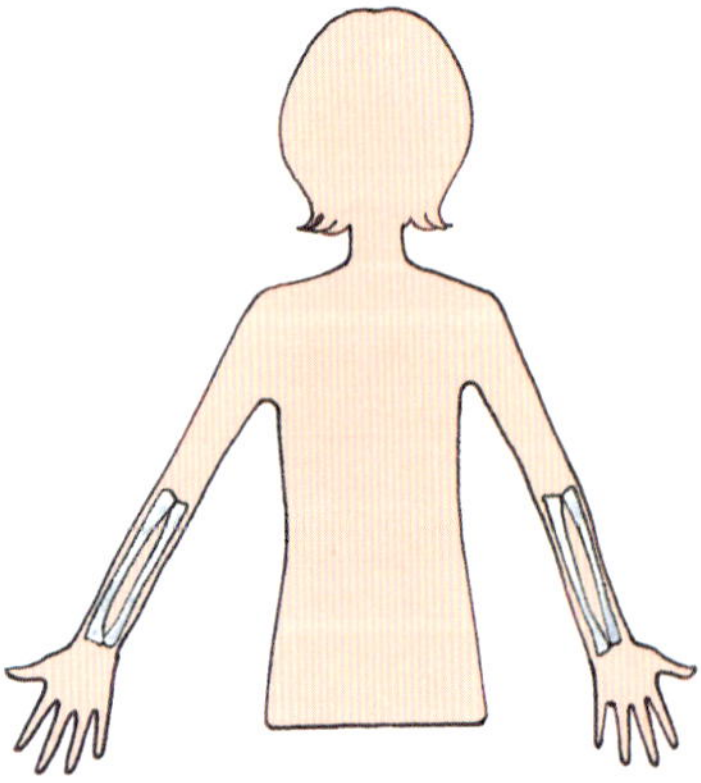

尺骨と橈骨が閉まりすぎ

骨皮スジ衛門な腕は、
おいしくなさそう……。

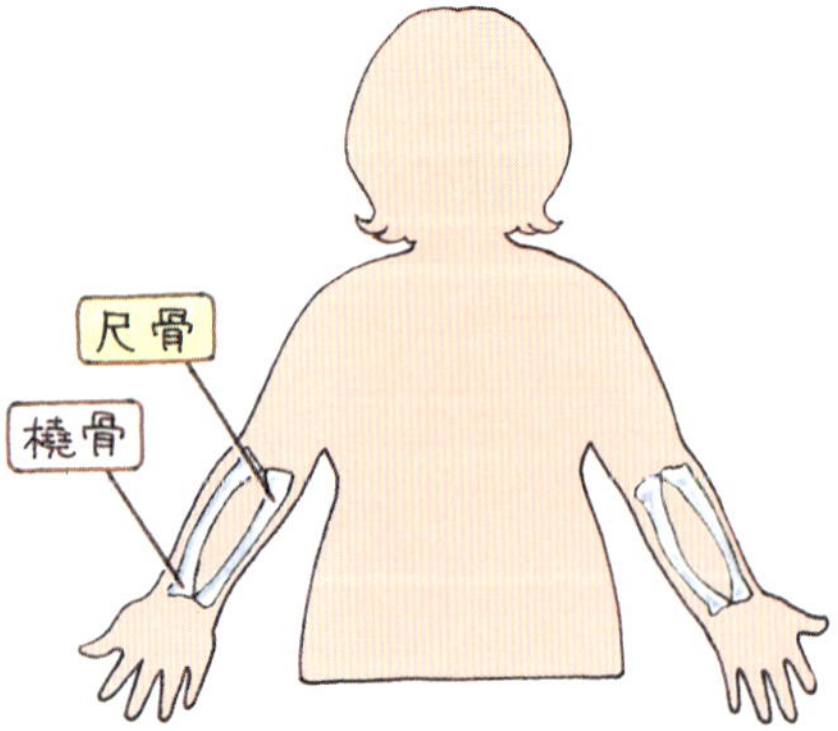

尺骨と橈骨が開きすぎ

よ！ 肝っ玉かあさん！ な、
頼りがいのある腕に……。

「イメージしながらやる」ことが大切

ヒジ下体操は5キロのお米を持っているイメージをもつことがとっても大切。実は「イメージする」だけで、脳が「本当にその状況になった」と錯覚するからなのです。これが潜在意識です。例えば、梅干しを思い浮かべただけで生唾《なまつば》が出てくるのも同じ仕組み。「お米5キロを持った状態」をリアルにイメージするだけで、勝手にからだは5キロの負荷がかかったときと同じ反応をするのです。実際にお米を持ちながらやるのは大変だけど、イメージするだけならいつでもどこでもできるし、いくらでも頑張れちゃいますよね～。

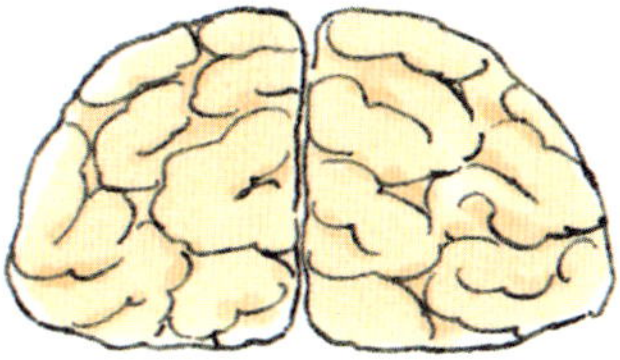

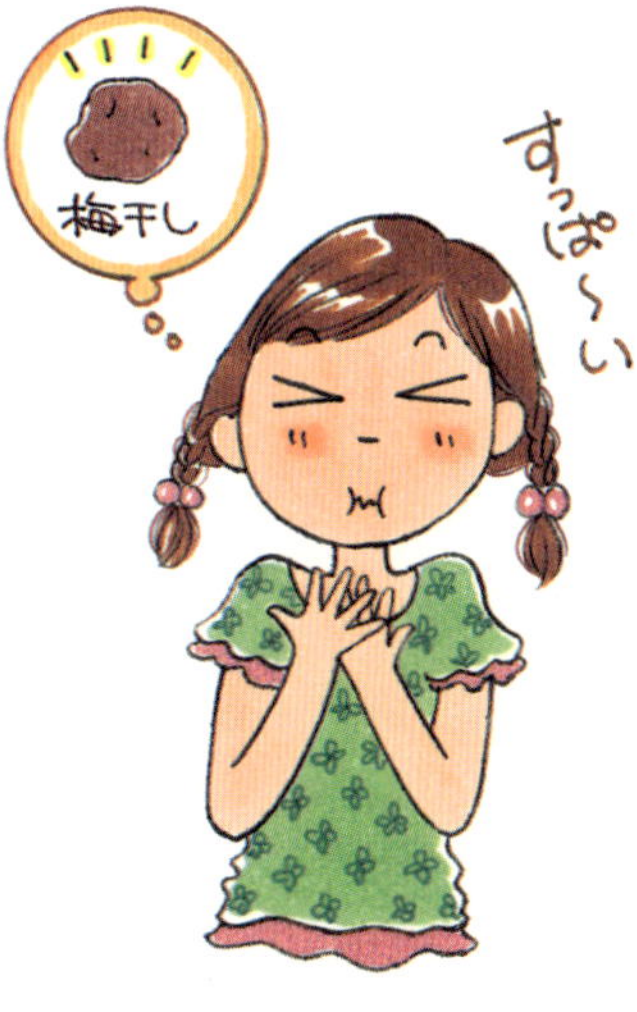

梅干しを思い浮かべただけでも、口の中には生唾が！ 脳は暗示にかかりやすいのです。

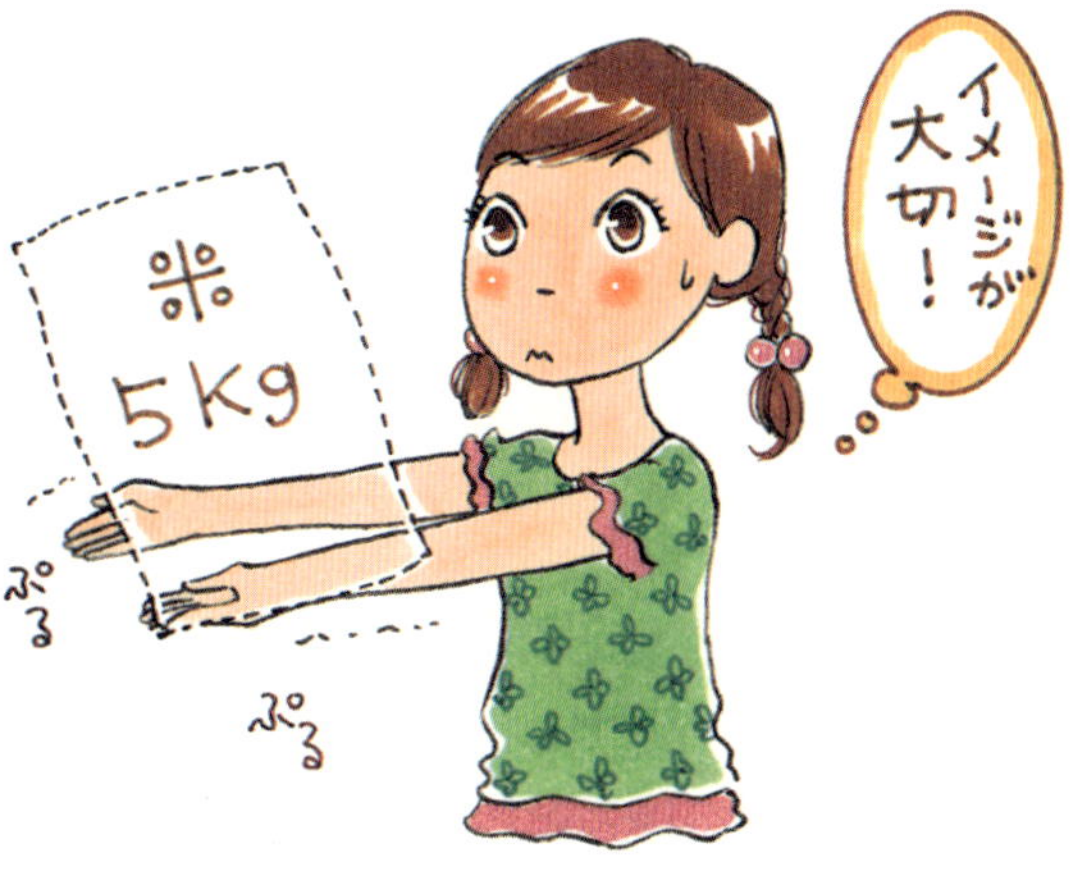

5キロのお米袋をイメージしただけで、脳は「本当に持ってる」と思いこみ、からだの反応が始まります。

肩甲骨の開閉って?

肩甲骨は、鎖骨と一体になって、まるでプロテクターのようにあばらちょうちんの上からかぶさっています。この天然のプロテクターは、心臓や肺などの重要な臓器を守っています。左右の肩甲骨の端はおわんのように丸くへこんでいて、そのへこみには、上腕骨のボールのような先がすっぽりはまりこんでいる構造になっています。ボールにおわんをかぶせたようなこの関節を、球関節《きゅうかんせつ》といいます。

タク先生の
特別講習

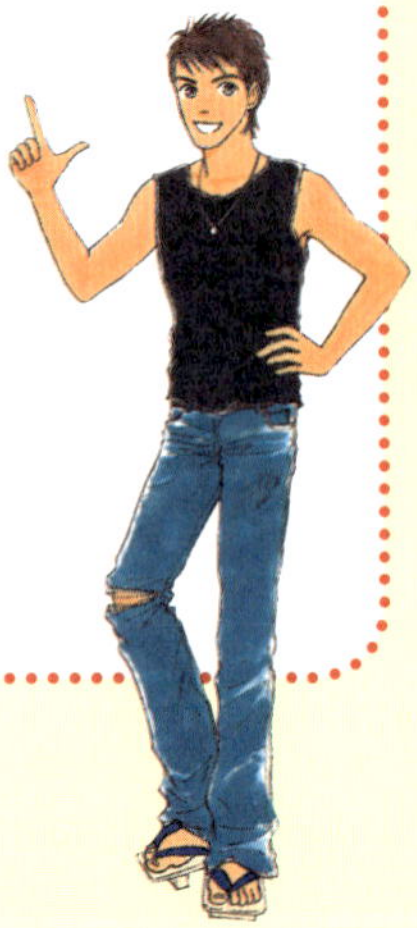

骨を背中から見ると

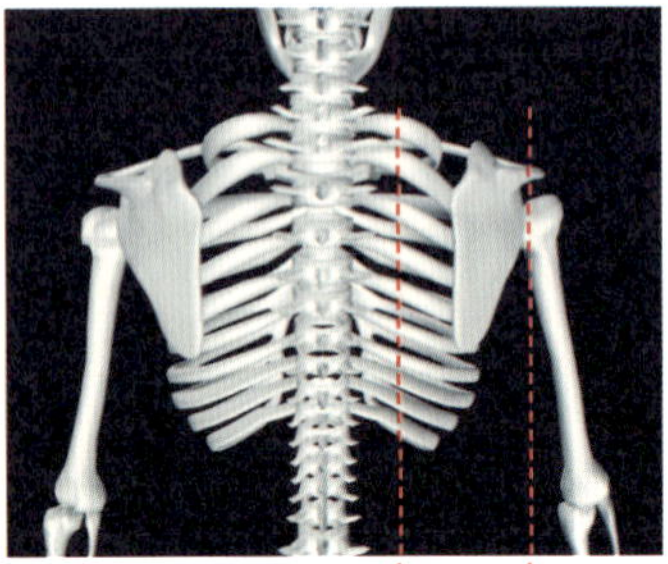

肩甲骨が開く

左右の肩甲骨上部が下りて、離れます。肩がやや前傾し、背中が広くゆるむ感じです。背中側から見ると肩甲骨がわからないくらい平らになるのも特徴です。

骨を背中から見ると

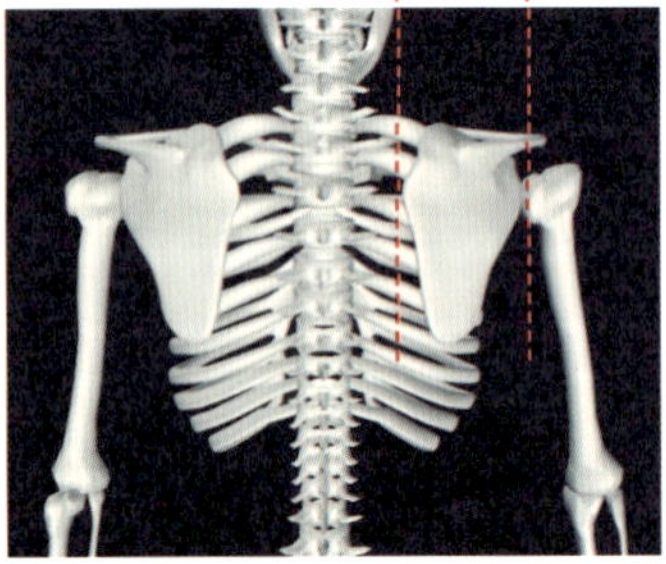

肩甲骨が閉まる

球関節部が背骨側に寄り、肩甲骨の上部同士が近づき、胸側が開き、背すじが伸びます。

肩甲骨は、背中側にあります。詳しく見てみると、

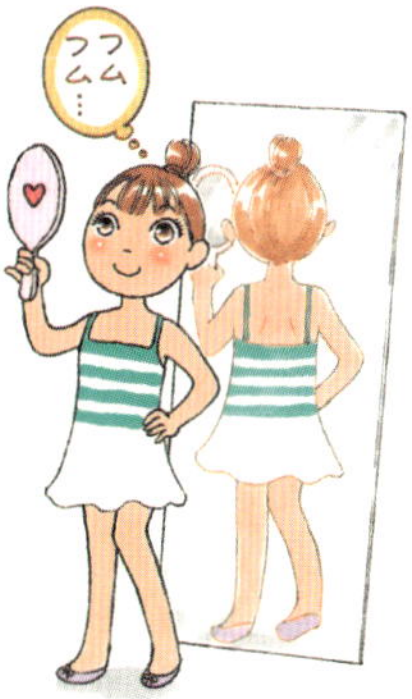

肩甲骨CHECK

自分の手をうしろにまわして、
肩甲骨をぐいっと
つかむことができますか？
できる人は、つかんでさわって確認。
できない人は、合わせ鏡で
背中を確認してみましょう。
まずは、知ることから。

肩甲骨

背中をおおう、2枚の大きな骨。心臓や肺などの重要な臓器を守っています。

鎖骨

外側の端は肩甲骨に、内側の端は胸骨と関節でつながって、肩を形成しています。

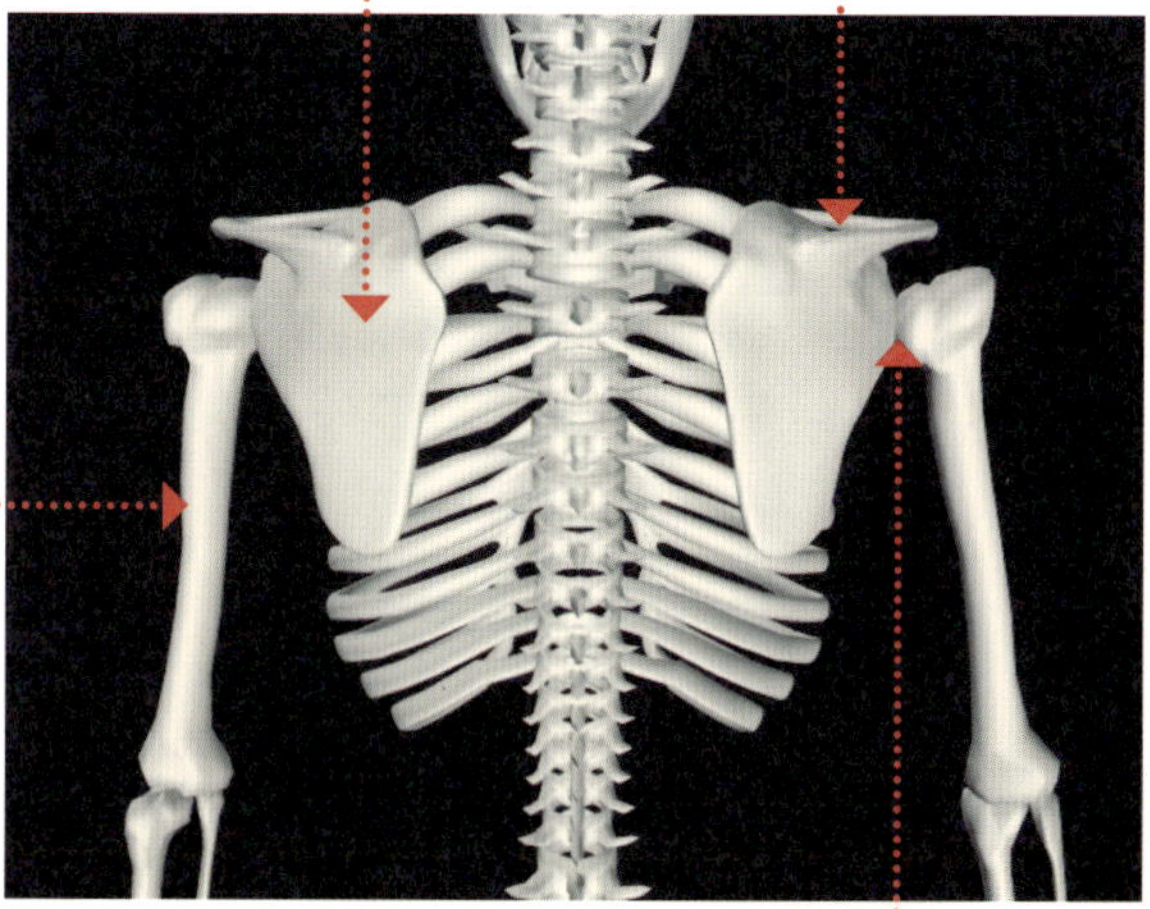

上腕骨

上腕部を形成する、とても太い骨。ヒジの関節で、尺骨と橈骨につながっています。

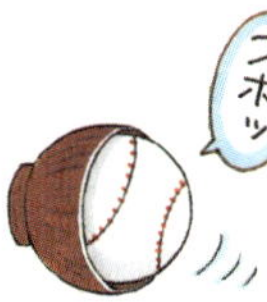

球関節

ボールにおわんをかぶせたような構造の関節。上腕骨のボール状の先端（上腕骨頭）が、肩甲骨のおわん状の部分にはまっています。この構造のおかげで、前後左右に腕を自由に動かすことができるのです。

おからだHELP

頭蓋骨矯正
～頭は1つの骨じゃないということを認識しよう～

＊頭痛と頭蓋骨

頭痛にはさまざまな原因がありますが、ここでは脳と頭蓋骨の関係を理解しながら、頭痛のメカニズムの１つを考えてみましょう。

頭蓋骨は、豆腐のようなフニャフニャした脳を保護しています。頭蓋骨は大きく分けて左右の側頭骨と頭頂骨、前頭骨、後頭骨からできています。それぞれの骨をつないでいる関節部分は、柘植《つげ》の櫛《くし》より細かいギザギザがかみ合うかたちで接合されています。そして、かみ合わせがゆるんだり、がっちり組み合ったりと、肩甲骨や骨盤と同じように、ゆるやかに開閉しています。

この動きが鈍ってくると、慢性的な頭痛、偏頭痛に悩むことになり、放置したままにすれば、もっと大変な疾病《しっぺい》につながる危険すらあるのです。

＊発熱で、頭蓋骨のフリーズを解消

頭蓋骨のしなやかさをとりもどすには、「発熱」が効果的。発熱し、頭皮にうっすらできていたギプスのようなものがとれると、固まって動かなくなっていた関節が動いてきます。フリーズしていた関節が動きだすので、頭痛をともなうこともありますが、熱が下がれば肌はスベスベ、目はジューシーに。2、3キロ痩せている場合もあります。

発熱したときには、大量の汗や、フケ、目やになどが出ます。これらはいらなくなったギプスの残骸。思う存分出しちゃってください。日常的に大量の発汗をしていると、いつのまにか慢性的な頭痛も消えています。（発熱についての詳しいことは→ P.66,P.92）（毎日汗をかくには「腰湯」→ P.100）

3時限目

美乳エキスを
ジュワッと注入!

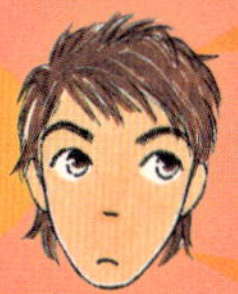

ここまでで、美乳ウラ筋もだいぶ動くようになりました。
さあ続いては、おっぱいチューブの詰まりを大掃除して、
美乳エキスをジュワッと注入していきましょう。

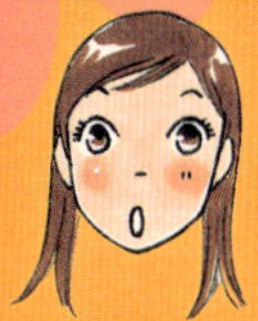

DRILL 08

おっぱいチューブのバルブを開こう！

肩甲骨リセット体操

「美乳」はきれいなリンパや体液、血液などの美乳エキスがたえずおっぱいチューブの中を流れ、栄養を与えてくれることで育っていきます。でも、そのチューブをサビついた肩甲骨ががっちり固めてしまっていては、エキスが流れ込まなくなってしまいます。まるでバルブがかたーく閉まっているようなもの。バルブの「強力サビ取り作業」開始です！

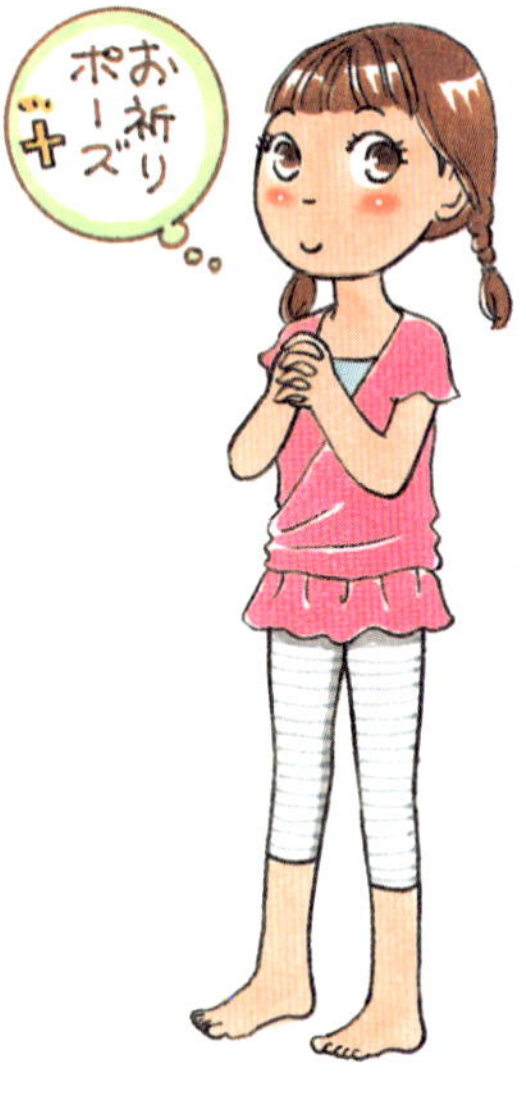

❶ 足は骨盤幅に開いて姿勢よく立ち、お祈りをするように手の指をしっかり組む。

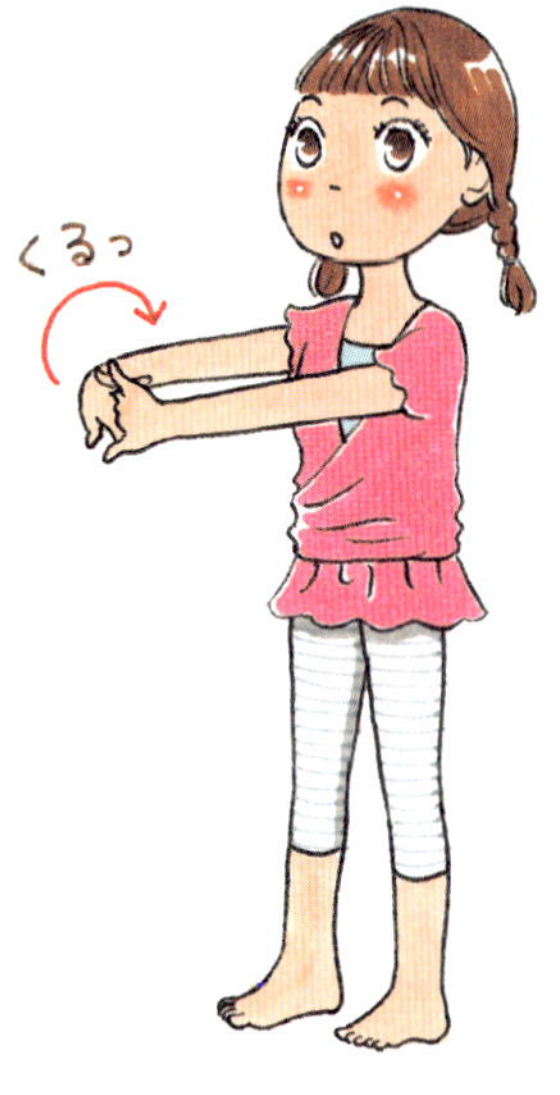

❷ 手のひらを相手に見せるように裏返してロック！指が離れないようにしっかりテンションをかけて！

肩甲骨

得 左右の肩の高さが同じ位置に！ 首がまっすぐに！
写真撮影前にGOOD！ 頭痛・肩こり・首こりも解消！

❸ 息を吸いながら天井に伸び上がる。二の腕が耳の後ろに来るあたりまでノビ〜！ 左右の肩甲骨がキュウッとくっつくような感じをイメージして。

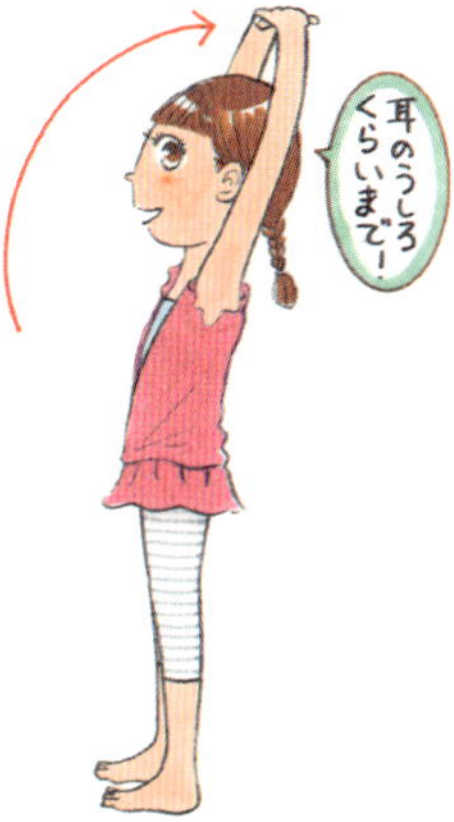

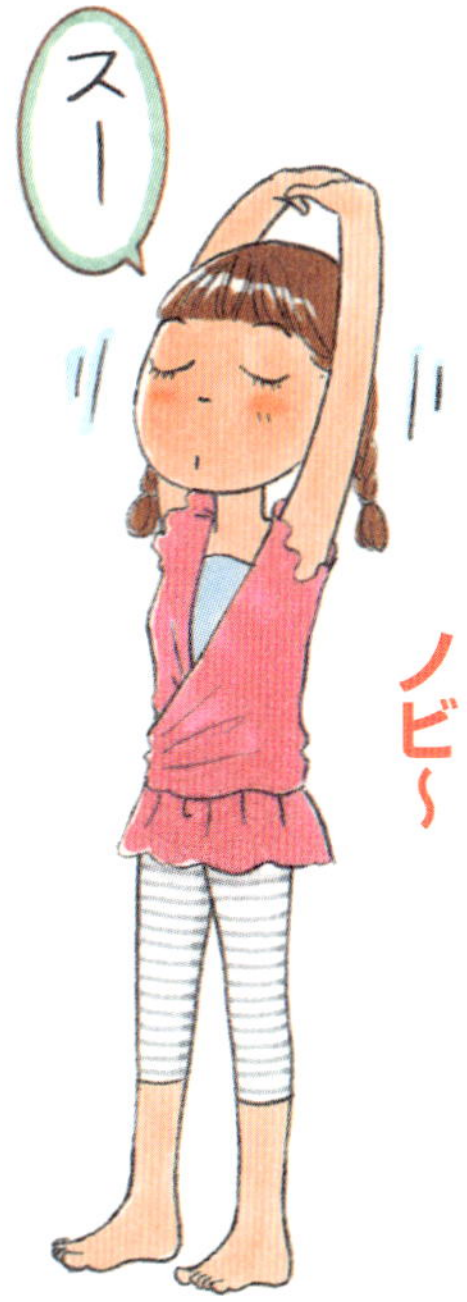

❹ 吸いきったところで瞬間完全脱力。小指をモモに打ちつけるように一気に腕を落としたら、息を吐く。

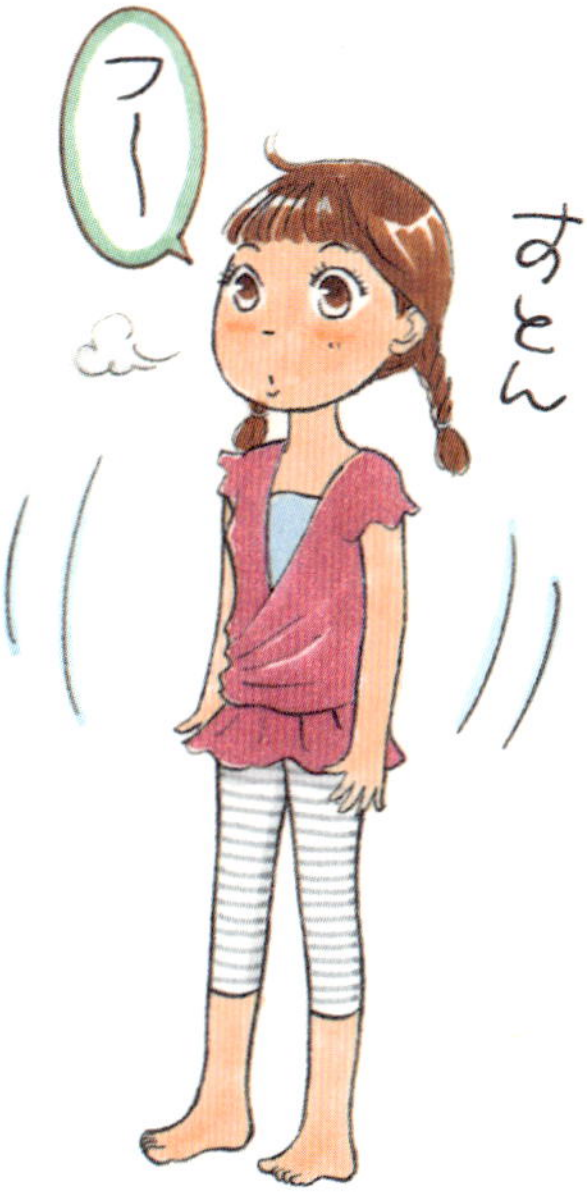

DRILL08

解説 おっぱいチューブのバルブは肩甲骨！

おっぱいチューブは背中から回ってる！

胸を一生懸命もんでも、思うほど効果が出ないもの。バストが成長したりツンとハリが出たりするのは、美乳エキスがおっぱいチューブをスムーズに流れていることが肝心。おっぱいチューブは、背面から前面に、そして前面から背面に、縦横無尽に走っています。ところが肩甲骨があばら骨にくっついてサビついているということは、その一カ所のバルブがかたーく閉まっているということ。閉まってサビている「カラカラぺったんこ胸」や開いてサビている「大きいけどダルダル胸」の人は、一刻も早くバルブを開く必要があります。

呼吸の間隙《かんげき》を狙って最大効果ゲット

普段は特に意識することなく、自然に息を吸ったり吐いたりしていますよね。ところがゆっくり深呼吸をしてみると、スーとハーの間に一瞬の間があることがわかり

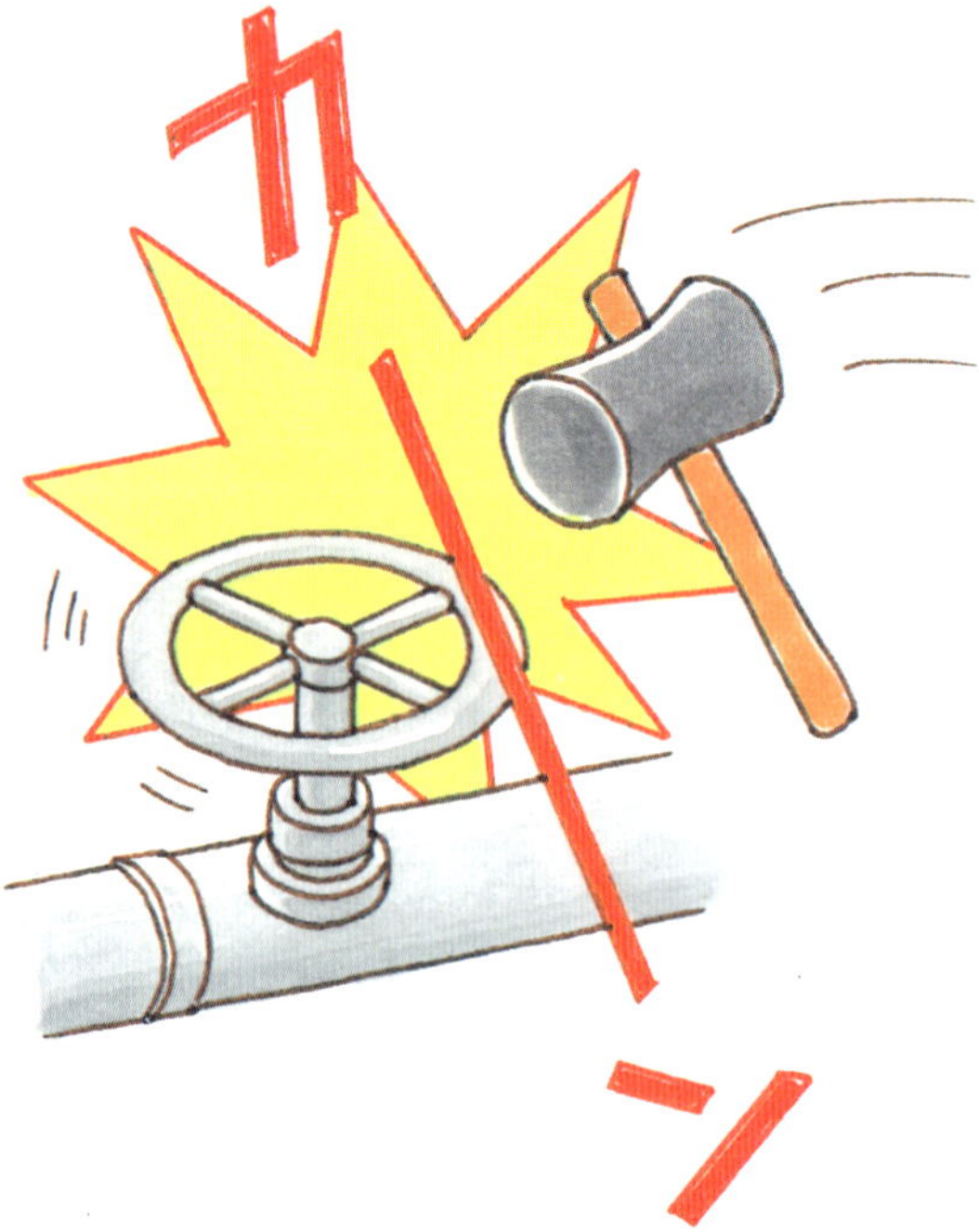

ます。この呼吸の入れ替わりのタイミングのことを、「呼吸の間隙」といいます。このタイミングを使って瞬間的にからだを調整する技術が整体の操法。『美乳教室』で紹介している体操にも、呼吸の間隙を使って行うものがいくつかあります。

トンカチの一撃より効く？ 左右差も一発リセット！

バルブを開くこの体操も、その1つ。一旦サビついて硬くなったバルブは、トンカチなどでガツーンと一撃を与えないと動きません。この「トンカチの一撃」の役割が「瞬間脱力」なのです。

実はこの一撃は全身にも劇的効果あり。ふつうに生活しているだけで自然にねじれたり歪んだり、偏っていくからだも、この一撃で瞬間リセット！　写真撮影前にぜひ試してみて。

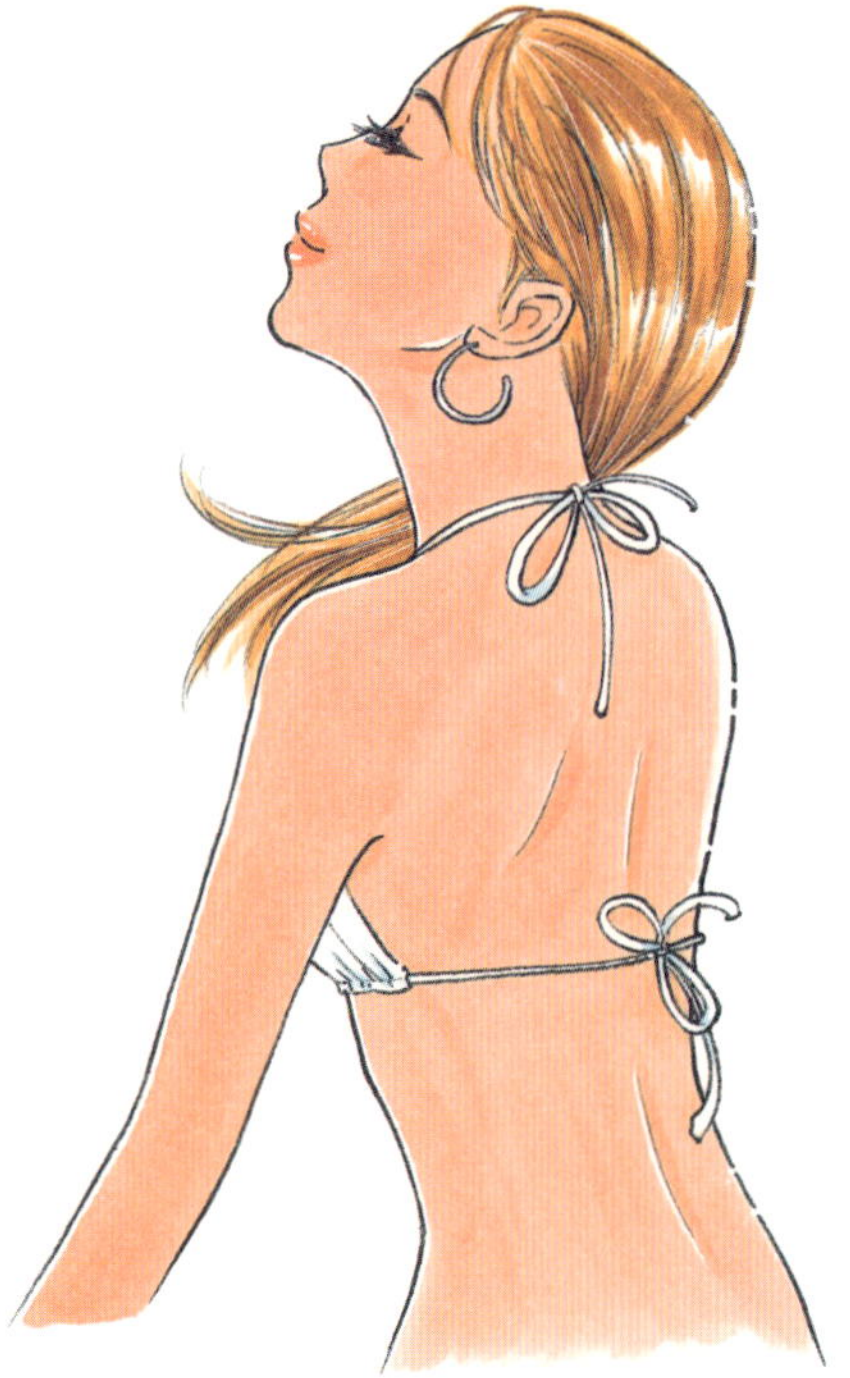

Point 呼吸の間隙のタイミングで瞬間脱力に成功すると、バルブは一気に開きます！

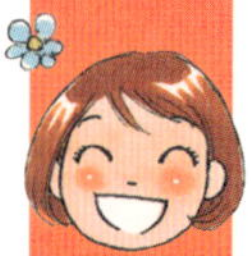

DRILL 09 おっぱいチューブの目詰まりをスッキリポン！

肩甲骨パタパタ体操

せっかくバルブが開いても、チューブに汚れが詰まっていては、これまたエキスが流れなくなっちゃいます。この体操をすると、肩甲骨の動きに合わせて、あばらちょうちんもフイゴのように膨らんだり縮んだりします。ちょうちんをぶーぶーばふばふさせて、目詰まりしたチューブを、ポンッと通しちゃいましょう。

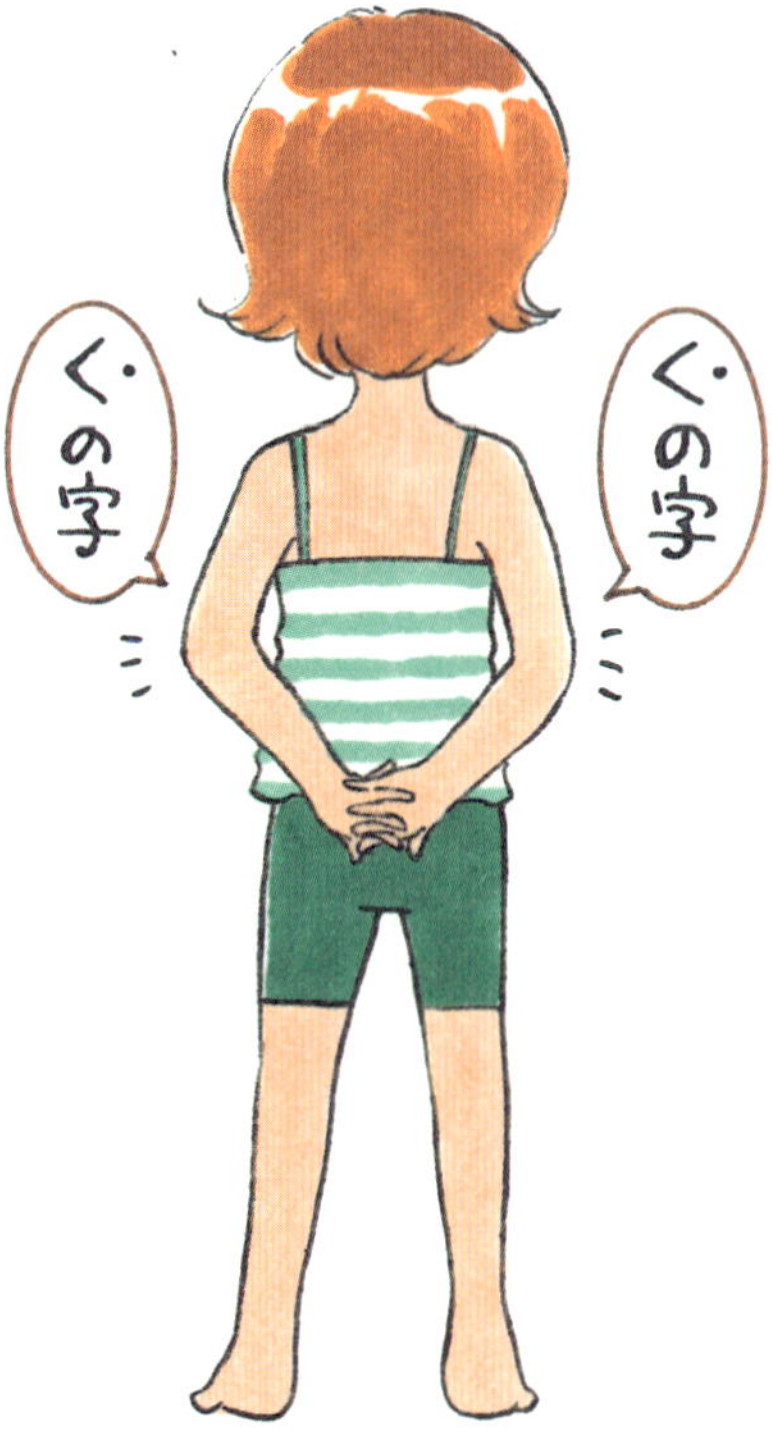

❶ 後ろ手で組む。ヒジはラクに曲げておいてよし。

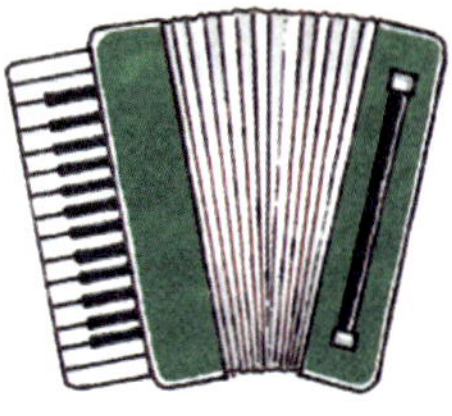

フイゴ構造を使った楽器、アコーディオン。伸ばしたり縮めたりして風を送り、音を出します。

得「胸ツンおっぱい」に！ 背肉がとれてスッキリ！ 四十肩、五十肩解消！

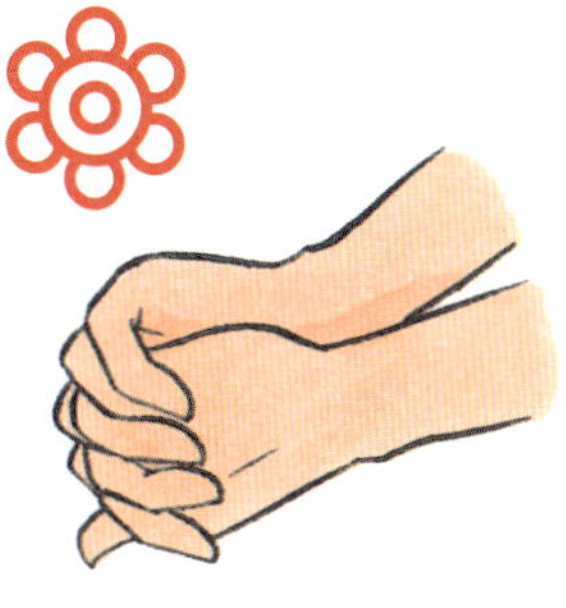

手のひらまでしっかりくっつけたままできるようになればベスト！

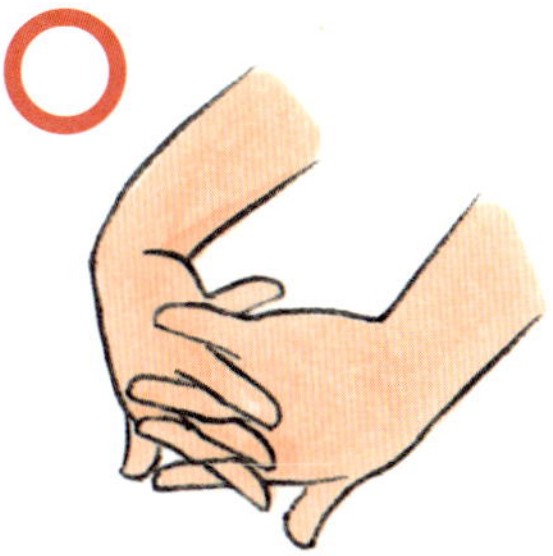

どうしても手のひらが離れちゃう人は、それでもOK!

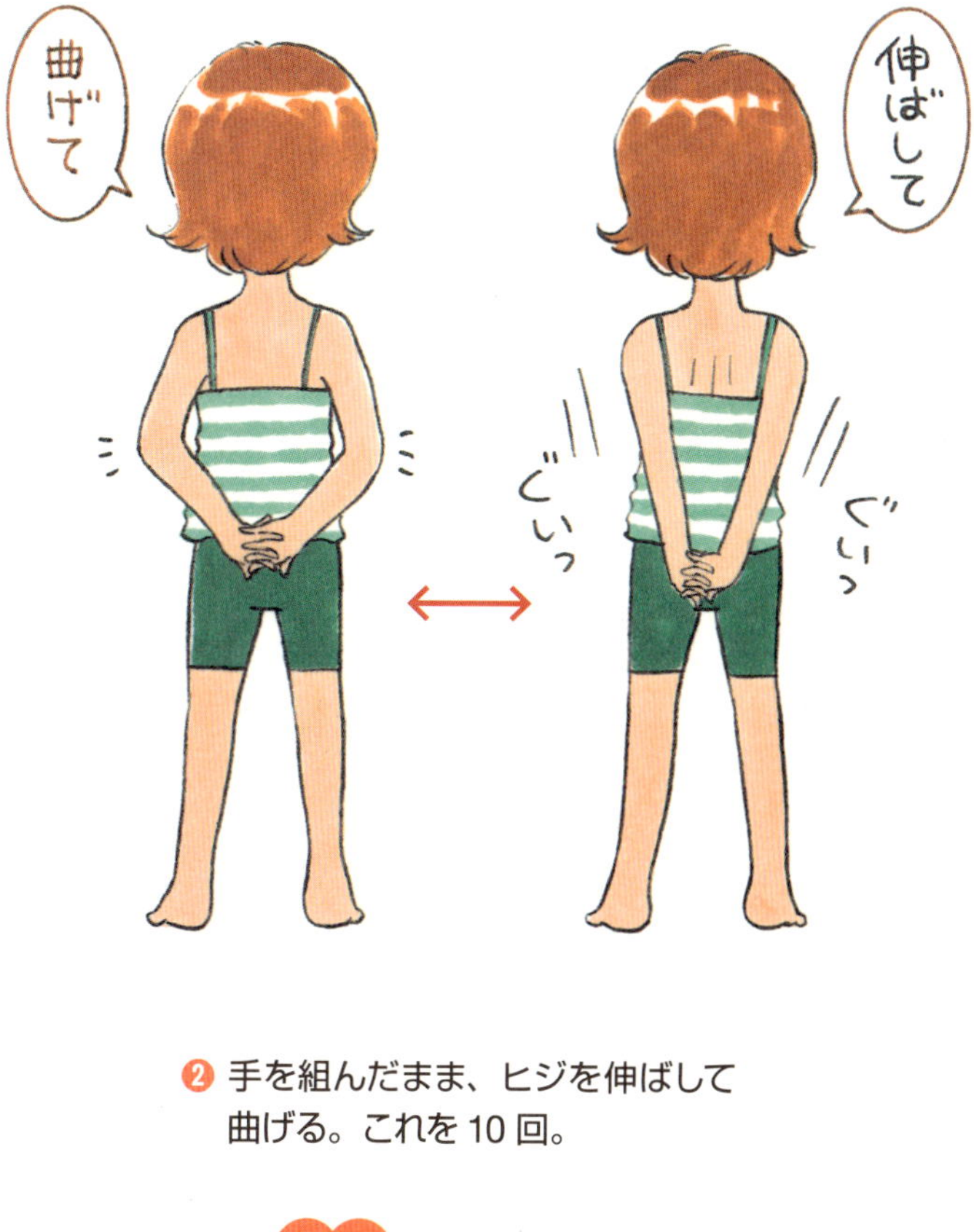

❷ 手を組んだまま、ヒジを伸ばして曲げる。これを10回。

DRILL09

解説

おっぱいの中は「レンコン構造」。

胸はレンコン構造

胸を輪切りにしてみると、まるでレンコンのような構造になっていることがわかります。このレンコンの穴がおっぱいチューブの一断面。ここに血液やリンパ、体液がスムーズに流れていると生理時期には胸が充血したようにぽよんと膨らみ、排卵時期にはテンションのある高さ、ハリが出ます。一方、ここが詰まると、痛みを伴ってはれたり、グリグリしこりが現れたり、さまざまな胸まわりの不調が起こります。行きすぎると「乳腺症」などの疾患につながる可能性も……。おっぱいチューブはいつでもスキッと流れをよくしておくことが重要なんです。

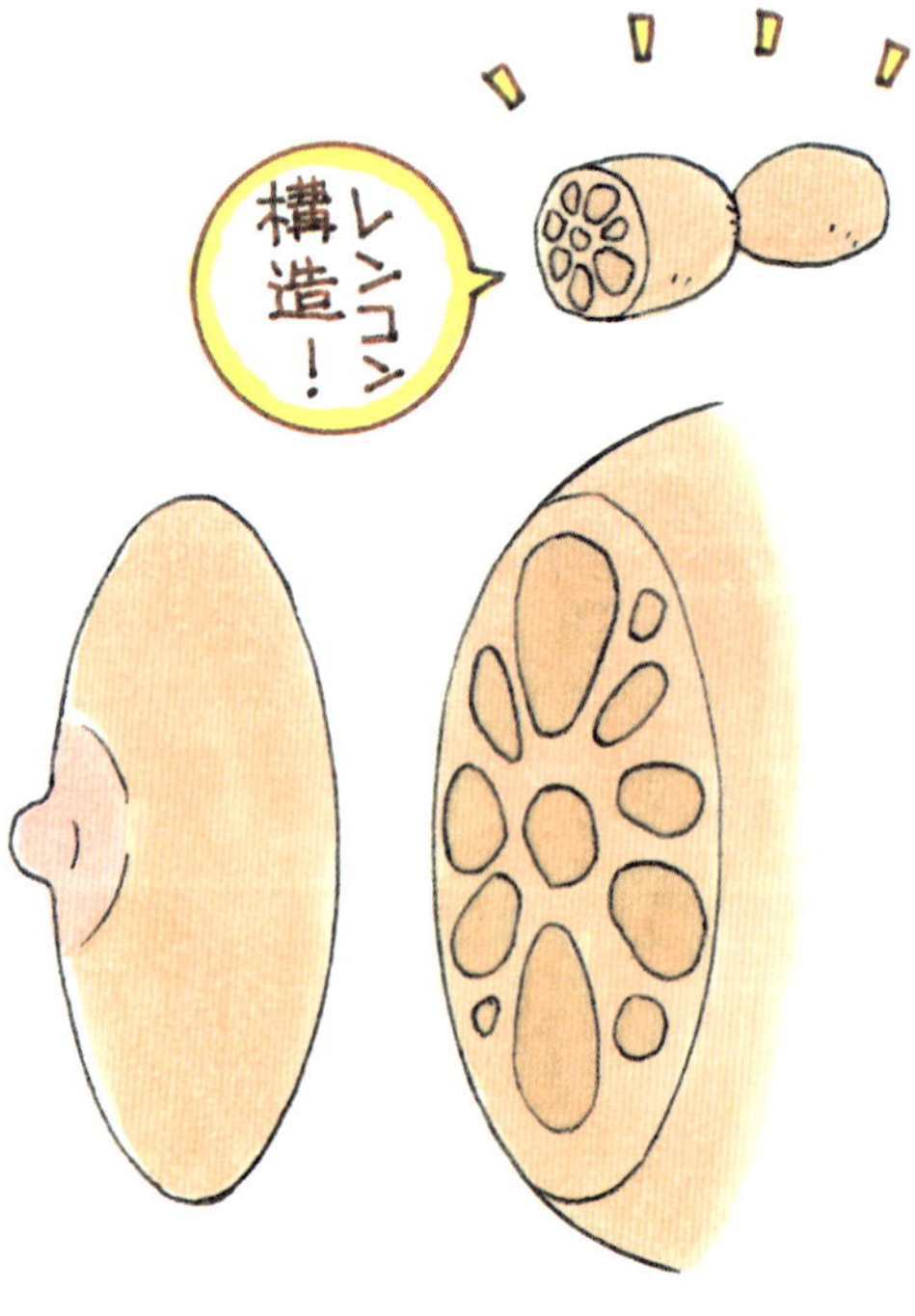

胸の健康は乳首でわかる

おっぱいチューブの終着点が乳首。つまり乳首は栄養がキチンと行き届いているかのバロメーター。乳首が乾燥して皮がむけたりしているのは、エキスがどこかで目詰まりしてしまっている証拠です。自分の乳首を観察して、胸の健康をチェック！

（陥没乳首のお助けレシピ↓P.21）
（飛び出し乾燥乳首のお助けレシピ↓P.21）

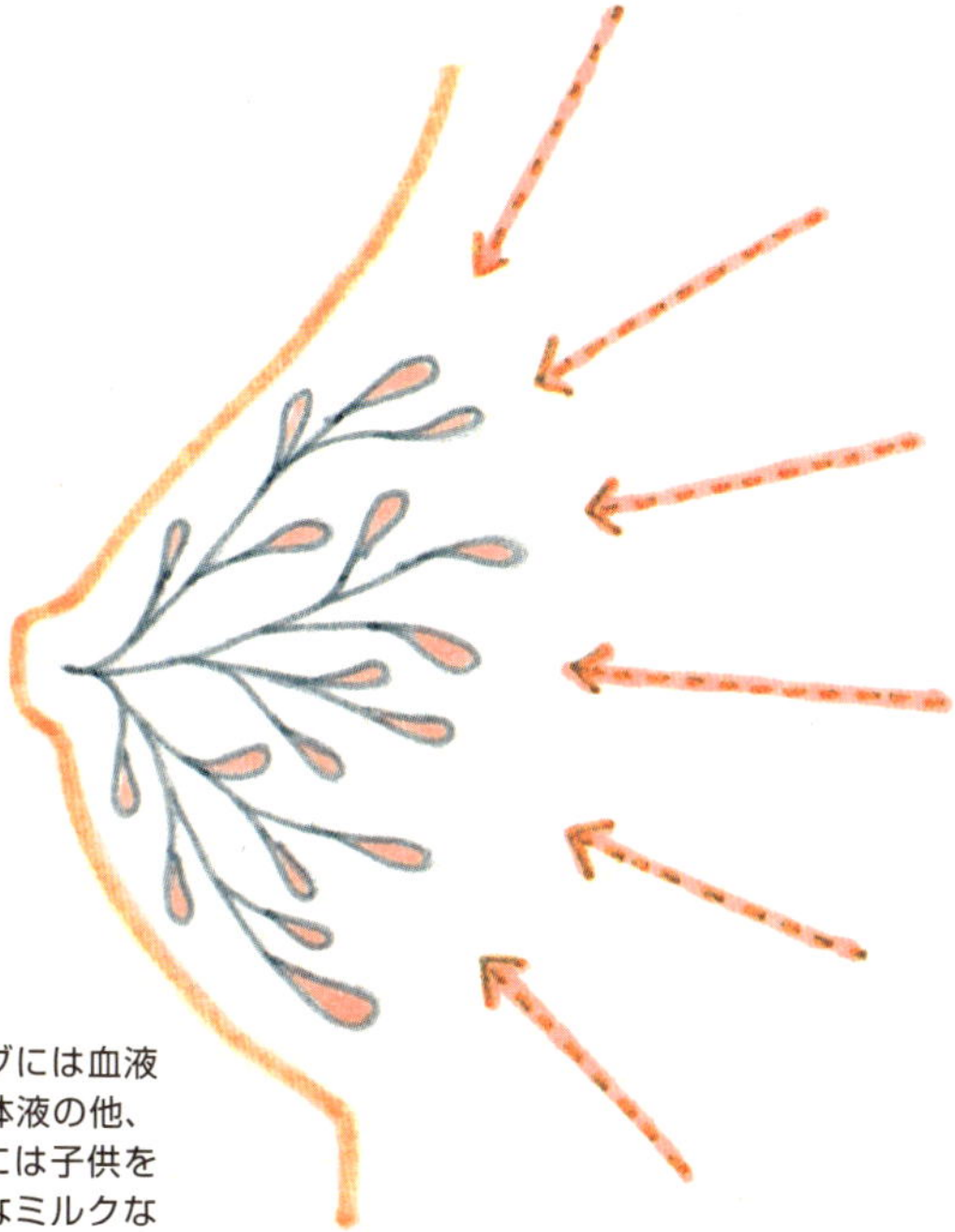

おっぱいチューブには血液やリンパなどの体液の他、脂肪や、授乳期には子供を育てるのに大切なミルクなども流れています。

DRILL 10

ヒジ鉄ブリッジ体操

ジュワッと注入、美乳エキス！

バルブも開き、チューブの目詰まりもなくなったところで、さあ、美乳エキスの注入です。退化して固まった肩背部の血行が復活！　イキイキしなやかで美しい背中は、肩こり知らず、老い知らず。美背中は、風邪に負けない超健康の証《あかし》でもあります。背中に絞りこんだ集中エクササイズ、レッツ・ドゥ・イット！

開きブリッジ

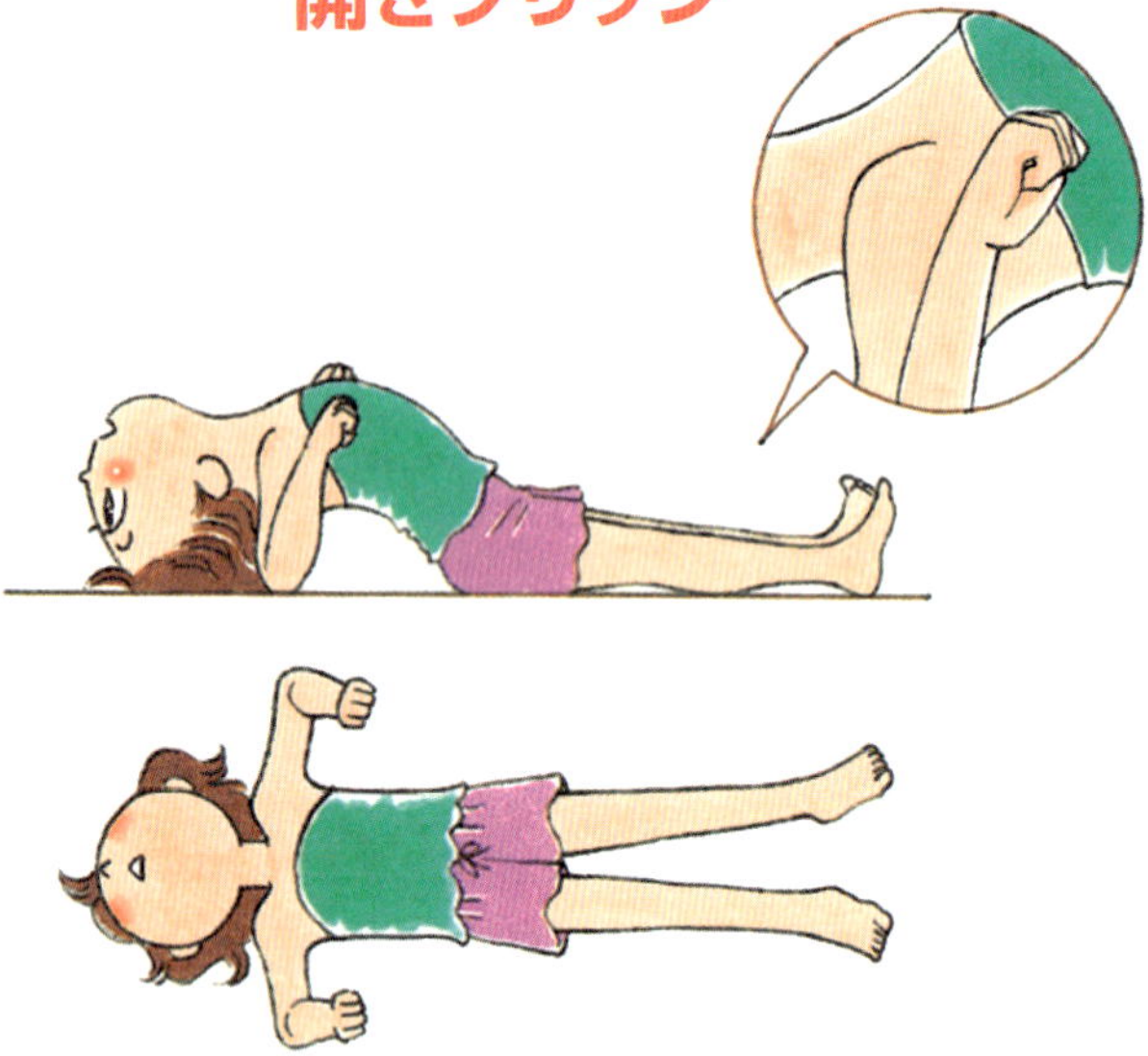

❶ ゴロンとあおむけになって足を骨盤幅に開き、手の甲を顔に向け両手を上へ伸ばす。
❷ 手の指を親指からしっかり折りこむ。
❸ 手の甲を顔に向けたまま両ヒジを左右に引き、ヒジが床についたらそのまま上半身を持ち上げ、ブリッジの体勢をとる。後頭部、両ヒジ、お尻の4点で上半身を支えていればOK。

うまくブリッジできた人は、ひらく美乳体操上級編（→ P.74）へ。
うまく持ち上がらない人は、ひらく美乳体操入門編（→ P.70）へ。

得

背筋からうなじが引き締まり、天使の羽が復活！
カクテルドレス美人誕生。血行回復、肩こり・首こりもすっきり解消！

肩甲骨に連動して上半身全体がスムーズに膨らんで縮んで開閉するためには、肩よ背中よ、血が通い、イキイキしなやかであれ！　ふだん使わなくなっている背中を目覚めさせるこの体操は、美乳体操の重要なカギでもあります。最初は思うように持ち上がらなくても、からだはエライ、だんだんできるようになってきます。がんばって！

閉まりブリッジ

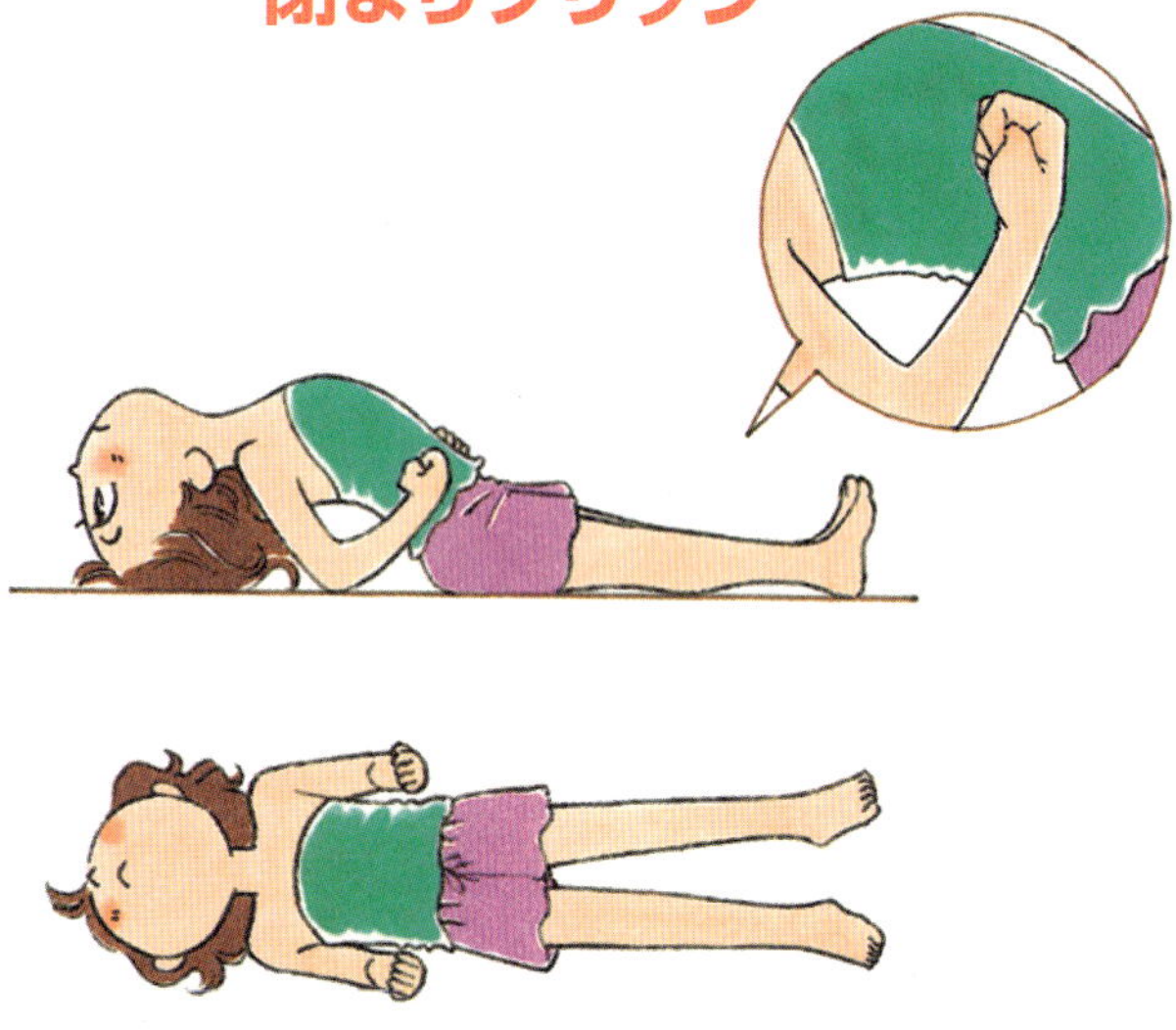

1. ゴロンとあおむけになって足を骨盤幅に開き、手のひらを顔に向け両手を上へ伸ばす。
2. 手の指を親指からしっかり折りこむ。
3. 手のひらを顔に向けたまま両ヒジをまっすぐ引き、ハッスルポーズ。ヒジが床についたらそのまま上半身を持ち上げ、ブリッジの体勢をとる。後頭部、両ヒジ、お尻の4点で上半身を支えていればOK。

うまくブリッジできた人は、しめる美乳体操上級編（→P.88）へ。
うまく持ち上がらない人は、しめる美乳体操入門編（→P.84）へ。

DRILL10

解説 背中はあなどれません。美乳のバルブだけでなく、免疫力・発熱力のバルブも背中にあり！

背中が美しい人は、風邪をひきにくい？

風邪のひき始めに背中がぞくぞくした経験、ありませんか？ 首を前に曲げたとき、首の付け根あたりにひときわでっぱる骨があります。これが首のしっぽ、大椎《だいつい》。この大椎を中心に、背中のオモテ筋である僧帽筋《そうぼうきん》がざわざわしてくるのが、風邪のひき始めの症状なのです。背中のオモテ筋が退化して、血流障害や栄養障害になっていると、ちょっと肌寒いくらいでもすぐ背中に悪寒の走る風邪キャッチ体質に（弱……）。背中が美しい人は、仕事でもプライベートでも穴をあけることなく、忙しくてもいつも健康でイキイキ、頼りにされ、愛されるのです。

発熱は天然デトックス！

1年に1回、大熱出して、でも1日で治っちゃうんだ～、なんていう人がいますよね。こういう人は、大椎が正常に機能している人。うなじのラインが美しい「見返

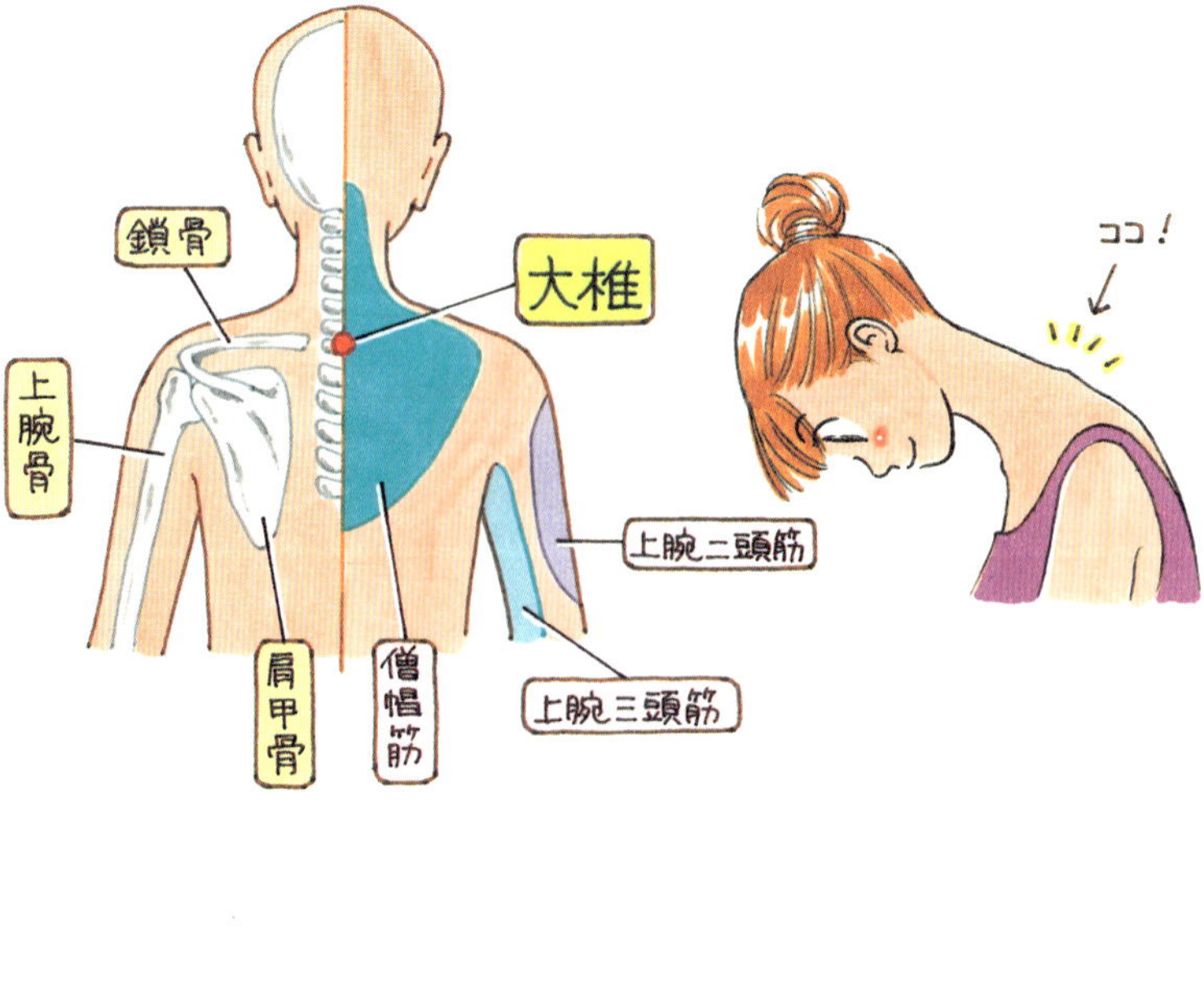

り美人」です。

背中が退化していると、半端な風邪気味状態が長く続きます。微熱がずっと下がらず、それがまたボディブローのようにじわじわとからだを蝕《むしば》んでいくことにも。一気に高熱が出ている体内は、通常の4～5倍の新陳代謝状態になり、大量発汗が起こります。汗と一緒に、細菌やウイルス、戦って死んだ白血球、老廃物などが排出されます。まさにからだの大掃除。完全にリフレッシュし、細胞の世代交代を終えたら、からだは自然に平熱に戻ります。

すごい風邪で高熱を出したあと、気のせいかお肌や髪もつやぴかで、なんだか毒素が抜けたみたい、という経験、あるんじゃないでしょうか。それは気のせいじゃなく、からだの真実。発熱は天然デトックスなんです。

Point 熱の出るからだは、無敵のからだ。

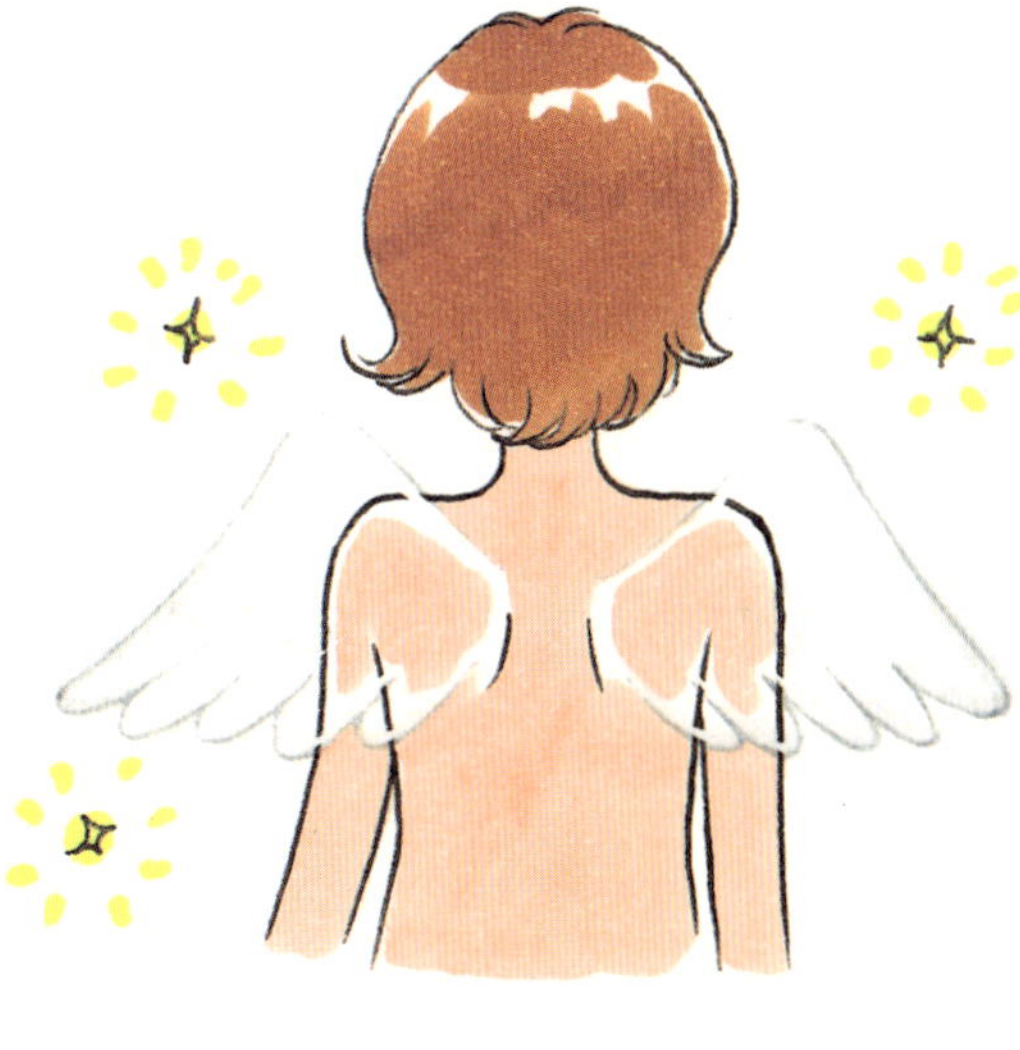

免疫は、からだを守る白血球の果敢な戦い

タク先生の
特別講習

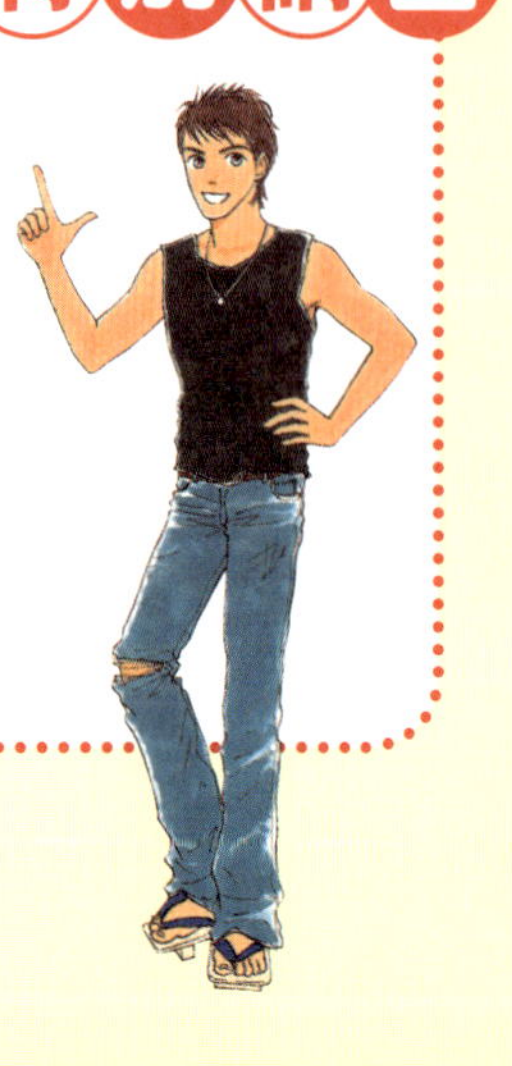

体内に細菌やウイルスなどの異物が侵入したり、体内でガン細胞などの異常細胞が発生したりしたとき、からだの中では驚くべき自己防衛のセキュリティウォーズが始まります。

自分ではないよそもの＝異物を発見すると、白血球の1つ、マクロファージが出動。異物を食べ、情報をヘルパーT細胞（Tリンパ球の1つ）に渡します。ヘルパーT細胞は情報を他の白血球に伝え、攻撃させたり抗体を作らせる指令を出します。それぞれの任務を負って、異物に立ち向かう白血球軍団の果敢な戦い……これが免疫なんです。こんなことを黙ってやってくれているなんて、からだは本当にエライ！

免疫力は発熱力

「発熱を許容せよ」は、整体の考え方の基本中の基本。熱が出たら拍手するくらいです。発熱が甘くて汗が出ないときは、腰湯でより体温を上昇させ、発熱・発汗をうながします。

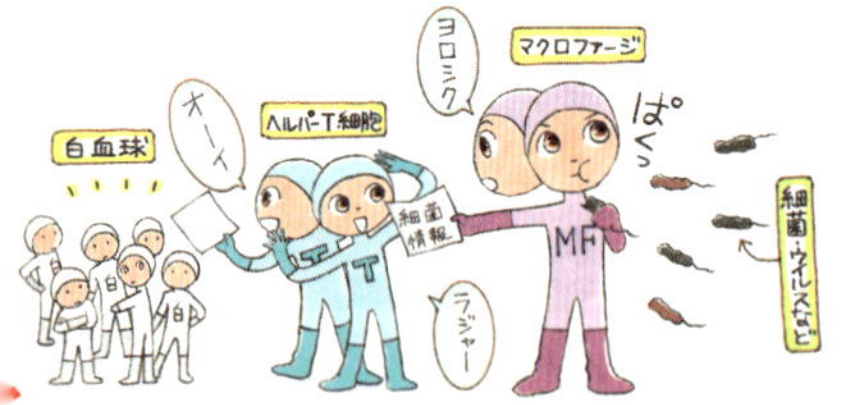

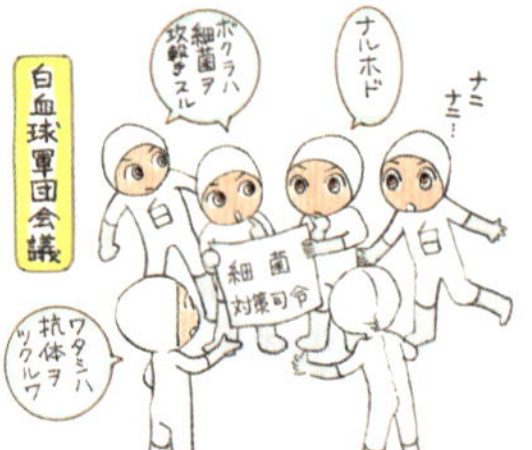
白血球軍団会議
ボクラハ細菌ヲ攻撃シマスル
ナルホド
細菌対策司令
ワタシハ抗体ヲツクルワ

最先端の免疫学でも、発熱は免疫と大きな関係があることが明らかになってきました。マクロファージは細菌をもりもり食べながら、Tリンパ球と協力して白血球の攻撃力を高める物質を出します。この物質が脳の発熱中枢に働き、体温が上昇します。病気になると熱が出るのは、この働きのため。まさに、「免疫力は発熱力」だったのです。

美乳体操のココロは胸腺活性

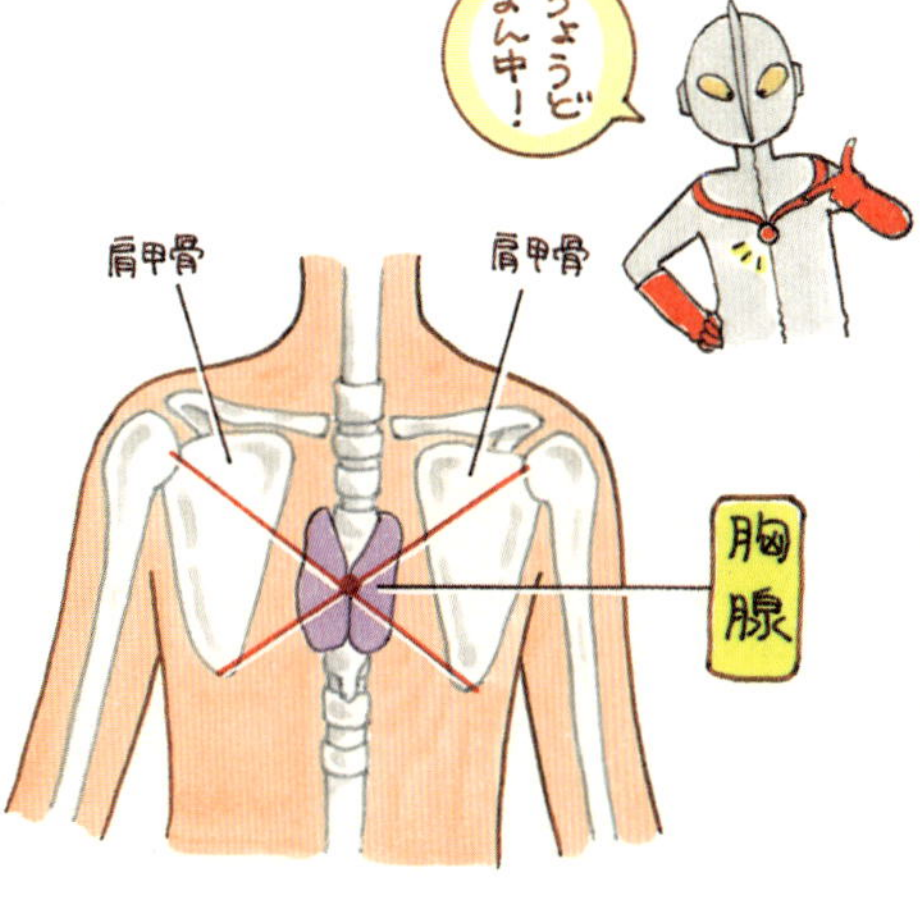

左右の肩甲骨の上と下を結んだ直線の交わるあたりに、胸腺があります。ちょうどウルトラマンのカラータイマーがあるあたり。お祈りするときに、自然に手を合わせる場所もここですよね。

実は、胸腺はTリンパ球の学校。Tリンパ球は、胸腺で「自分」と「自分でないもの＝細菌、ウイルス、異常細胞など」との区別を学びます。間違って自分の正常な細胞を攻撃しないのはこのおかげ。胸腺は成長を重ねて思春期に最大になります。ところが、その後、徐々に小さくなり、だんだんと免疫力も低下！新陳代謝も低下し、お肌、髪、ツメ、あらゆるところから少しずつ若さが失われていきます。

胸腺をいつまでもイキイキと活性化させていられるかが、若さと健康のカギ。美乳体操は、胸腺活性をも狙った、よくばり体操。お金も時間もかけずに、健康で若く美しくいられる工夫いっぱいの、美乳体操なのです。

美乳体操1日2回のススメ

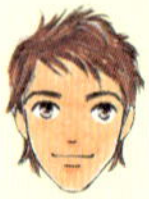

肩甲骨が２週間ごとに開いたり閉じたりを繰り返していることは、覚えてる？

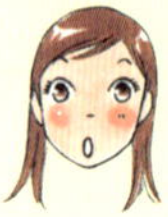

さらに、１日のうちでも「開く、閉じる」を繰り返しているということも、わかりました。お月様が毎日昇って沈んでを繰り返しながら、三日月になったり満月になったりするのと似てますね。

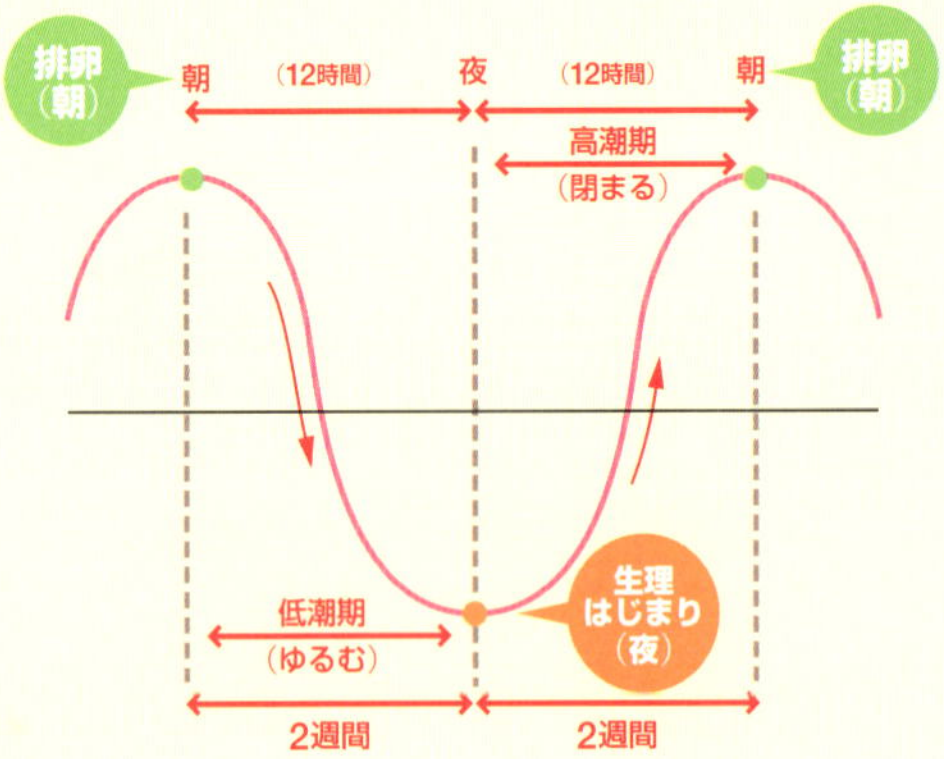

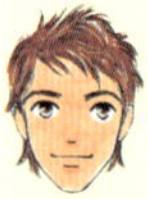

肩甲骨の開閉をコントロールして美乳になるには、１日２回の美乳体操が効くんです。

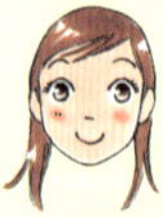

肩甲骨の開閉周期に合わせて、ということですね。
「夜は開いて、朝閉める」？

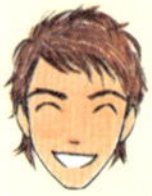

そう！　夜は寝る前に「ひらく体操」で上半身をゆるめ、短時間でも質のいい睡眠を手に入れる。質のいい睡眠中は、いっぱいに開いたおっぱいチューブに、美乳エキスがどんどん流れ込んでくれます。朝起きたら「しめる体操」で肩甲骨を閉めて、美乳エキスが流れ込んだ胸にテンションをかければ、ツンと上向きのハツラツ美乳です。

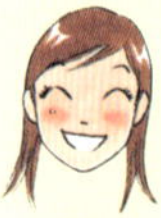

胸も夢も夜開く！

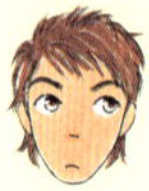

かおりん、いくつ……？

4時限目

ひらく美乳体操

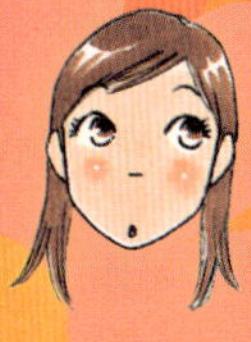

さあ、まずは「ひらく美乳体操」からやってみましょう。
肩甲骨を最大に開くと、からだはリラーックス。
このとき、新鮮な美乳エキスがたくさん作り出されます。
また、「開く=太る」なんて心配はご無用!
思いっきり開いた肩甲骨は、
思いっきり閉まることができるのです。

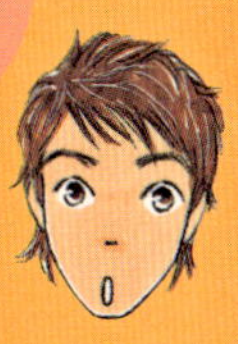

DRILL 11

背中の緊張をとって、肩甲骨を開こう！

ひらく美乳体操 入門編

さてまずはひらく美乳体操から行いましょう。今までのドリルは、すべてこの美乳体操の準備運動。十分なスタンバイができているから安心して大丈夫。DRILL10の「開きブリッジ」(P.62)がうまくできなかった人は、この入門編からチャレンジ！

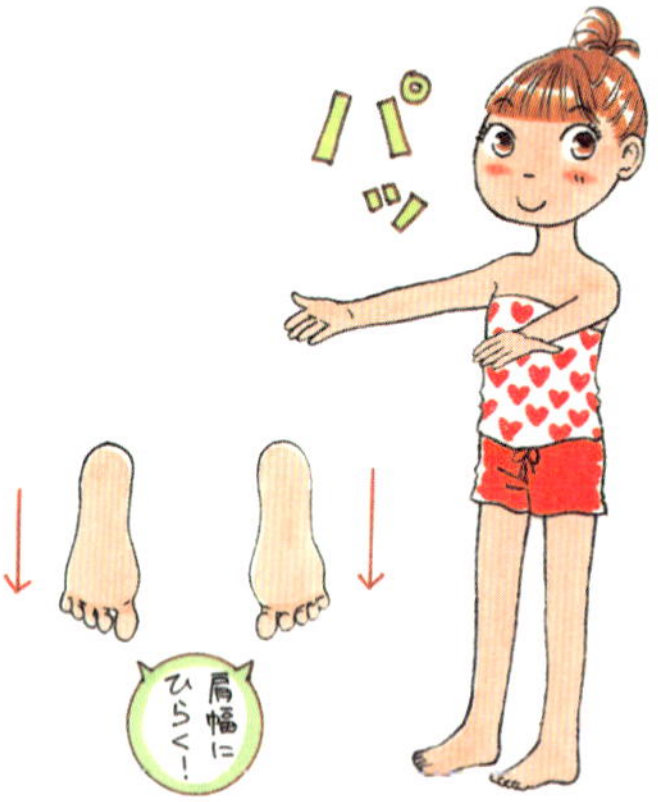

❶ 足を肩幅に開いて立ち、手のひらを上に向け両手を伸ばす。

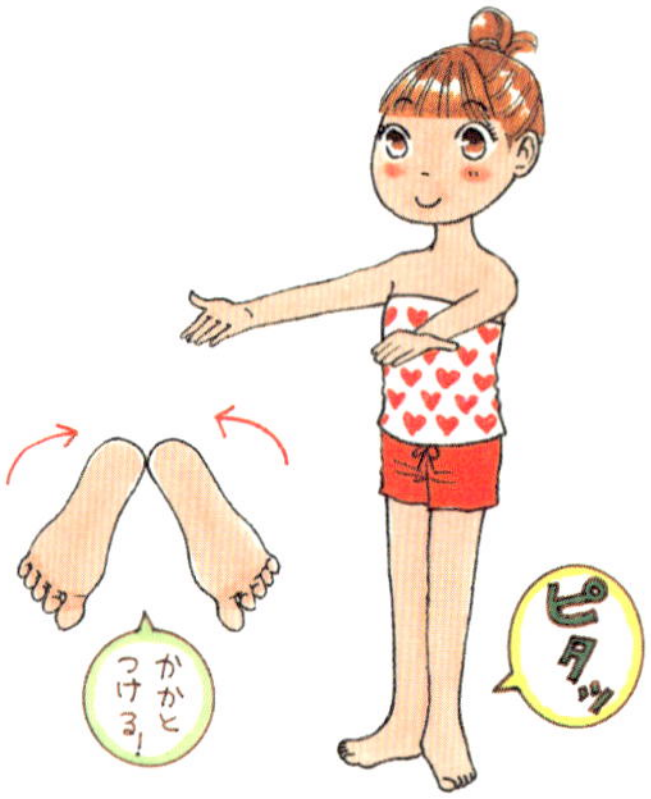

❷ 足先は肩幅に開いたまま、かかとをくっつける。足先が開いたハの字状態に。

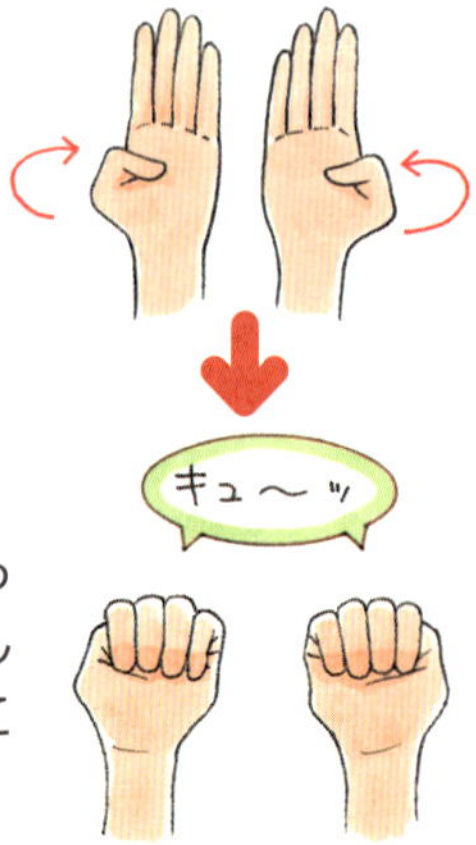

❸ 親指を手のひらにぎゅーっと押しつける。次に人さし指から順に、親指を握りこむように折りこんでいく。

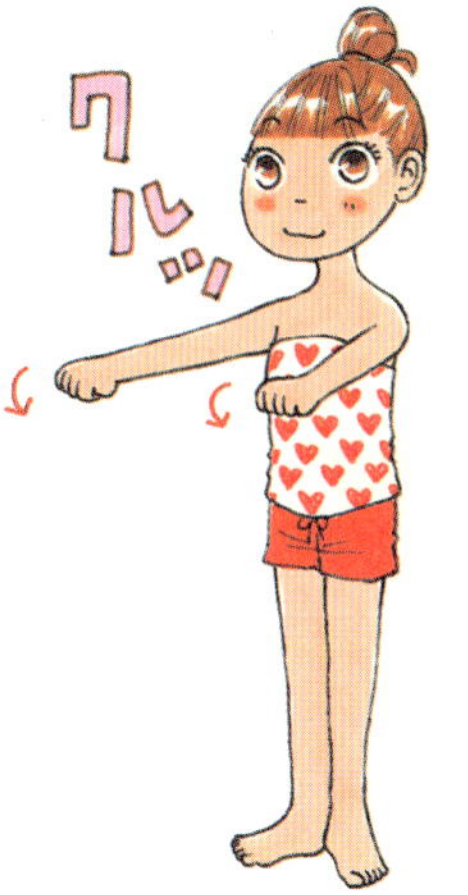
クルッ

❹ 握った状態のまま、手を下に向ける。

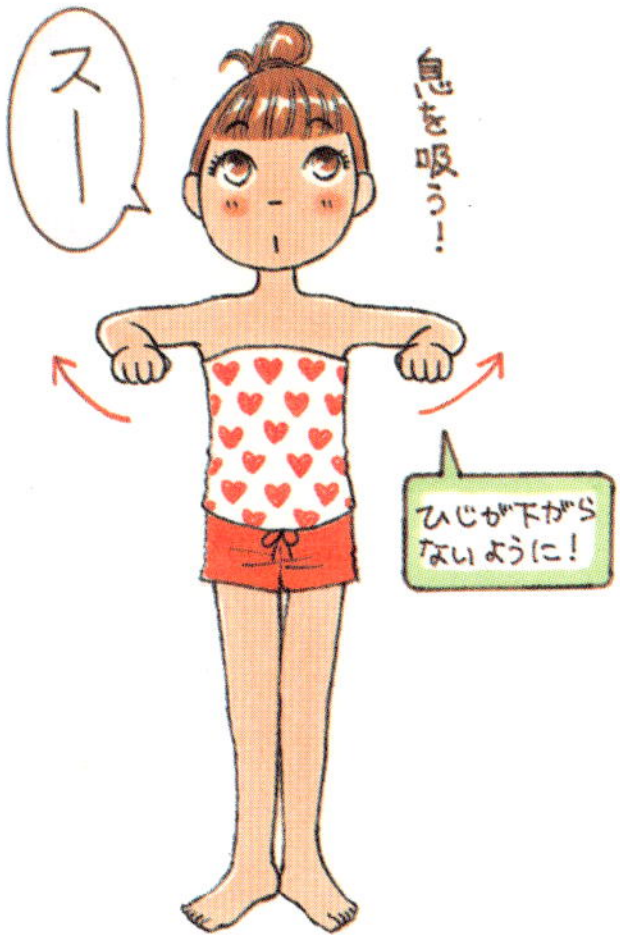
スー
息を吸う!
ひじが下がらないように!

❺ 息を吸いながら、腕を左右にゆっくり引いていく。限界までぐいーっぐいーっと……。胸いっぱいに大きく息を吸いこんで、あばらちょうちんを最大に膨らませるイメージ。

○ OK　× NG

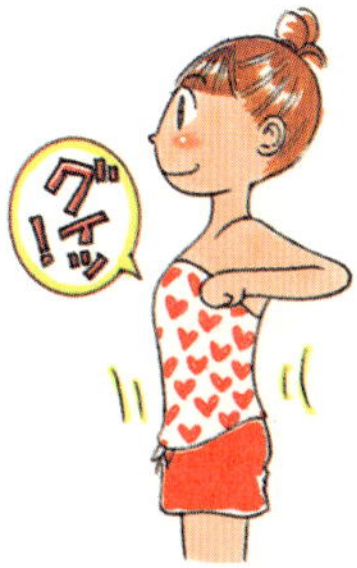
グイッ!

ヒジの高さキープ、胸を大きく膨らませて。

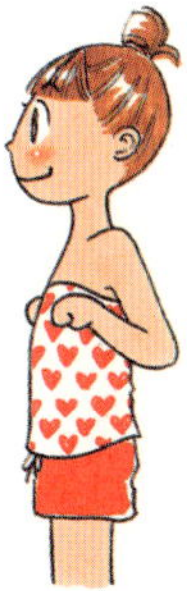

ヒジが下がらないように。

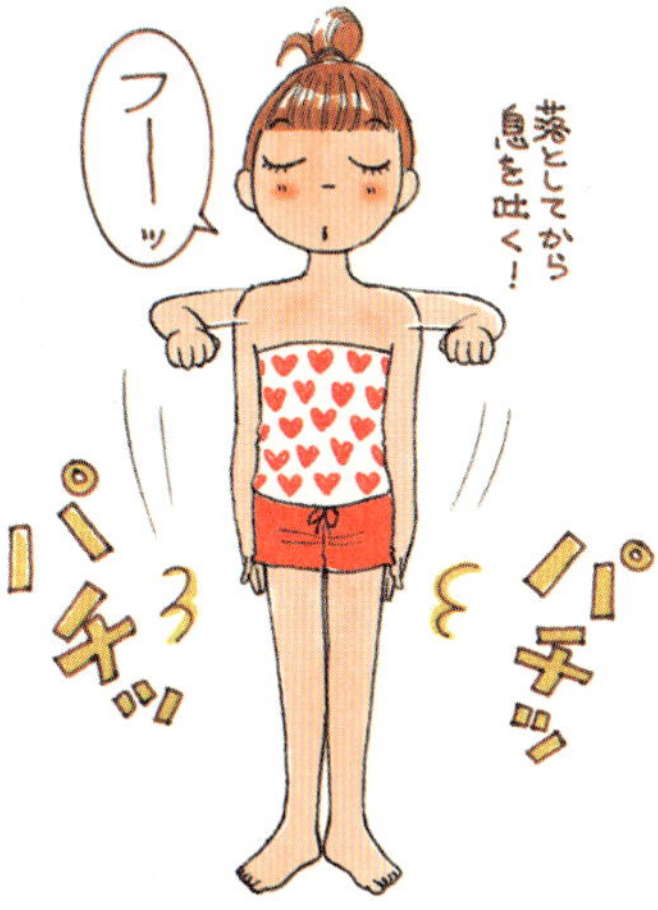
フーッ
落としてから息を吐く!
パチッ
パチッ

❻ 吸いきって吐くに切り替わる「呼吸の間隙（P.56）」の一瞬で一気に脱力！ 小指をモモに打ちつけるようなイメージで両手を落とし、息を吐く。そのまま大きく深呼吸を５回。

呼吸の間隙ってなんだったっけ？ という人は→呼吸の間隙（P.56）

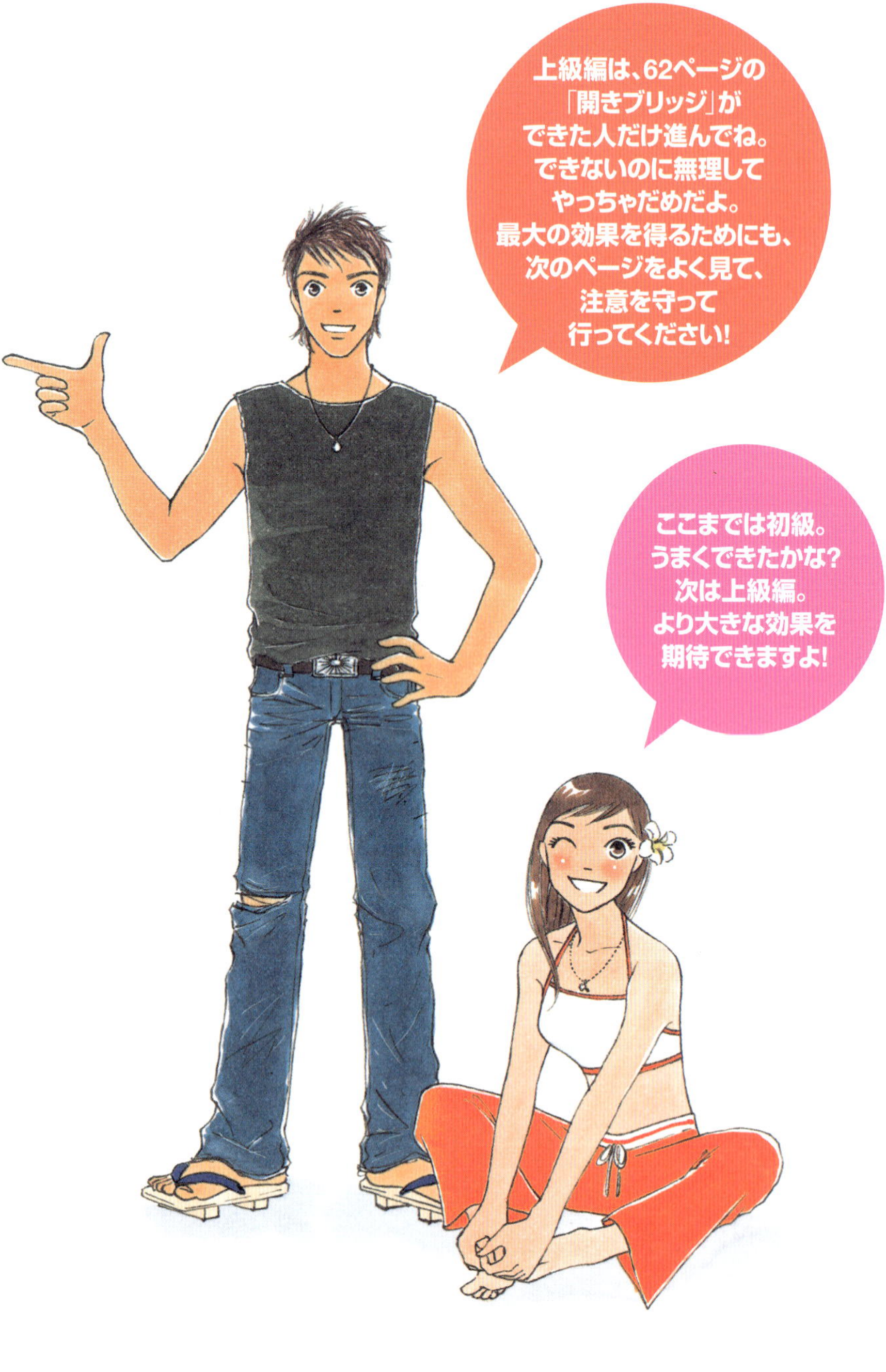
上級編は、62ページの
「開きブリッジ」が
できた人だけ進んでね。
できないのに無理して
やっちゃだめだよ。
最大の効果を得るためにも、
次のページをよく見て、
注意を守って
行ってください!
ここまでは初級。
うまくできたかな?
次は上級編。
より大きな効果を
期待できますよ!

ひらく美乳体操上級編は、以下の条件を整えて行ってください。

✕この上ではやらないでね。

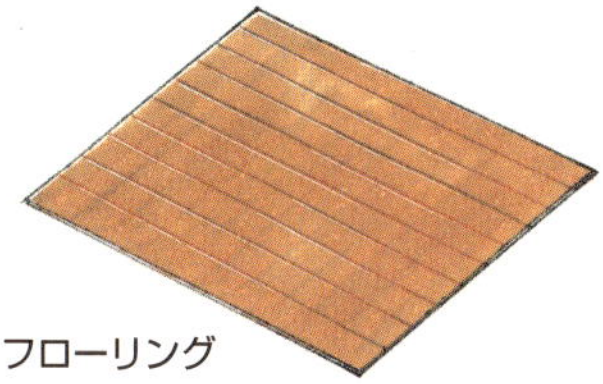
フローリング

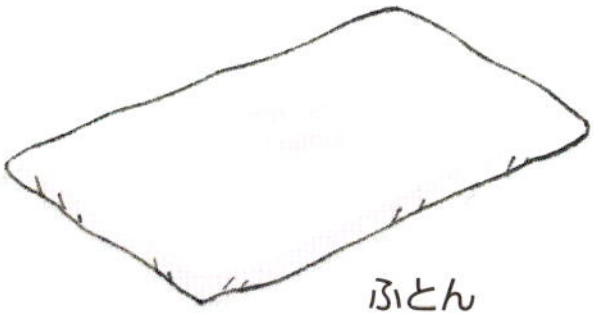
ふとん

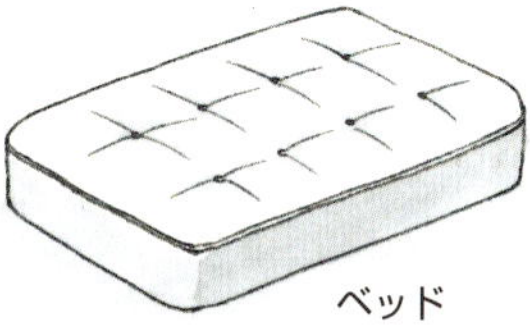
ベッド

◯この上でやると、安全で効果抜群!

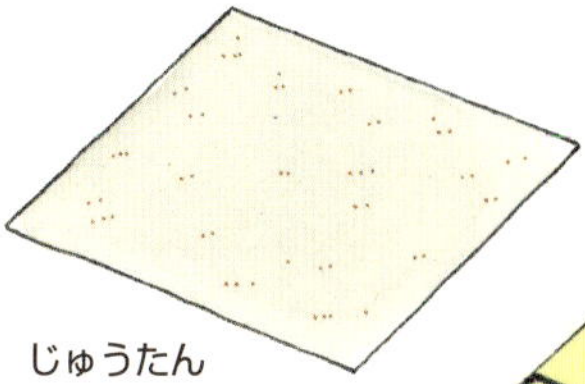
じゅうたん

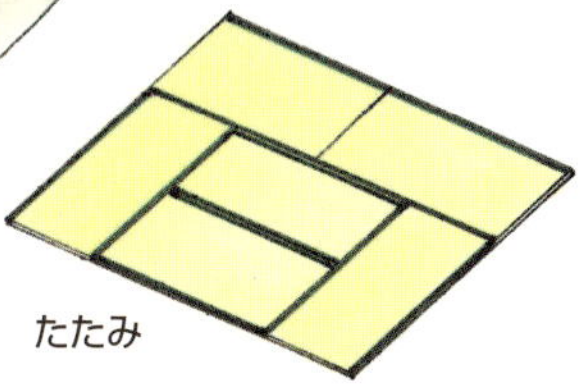
たたみ

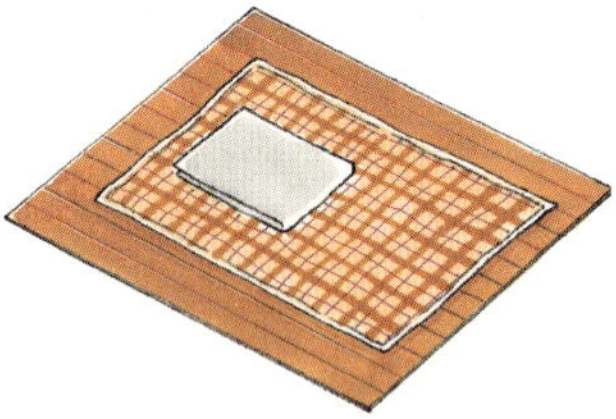
フローリングの床に毛布を敷いて、その上に厚さ 10mm 以上のマット(もしくは、マットを半分に折って、頭から仙骨までの下に敷く)

DRILL
12

寝っころがって、より大きな効果をゲット！

ひらく美乳体操 上級編

美乳体操の最大限の効果を得られるのが、上級編。呼吸の間隙のタイミング時に体重を利用して瞬間脱力することで、大きな効果が得られます。ただしこれはDRILL10の「開きブリッジ」（P.62）がうまくできないと首に負担をかけ、思わぬ怪我をすることがあるので、くれぐれも「開きブリッジ」がうまくできてから行ってくださいね。

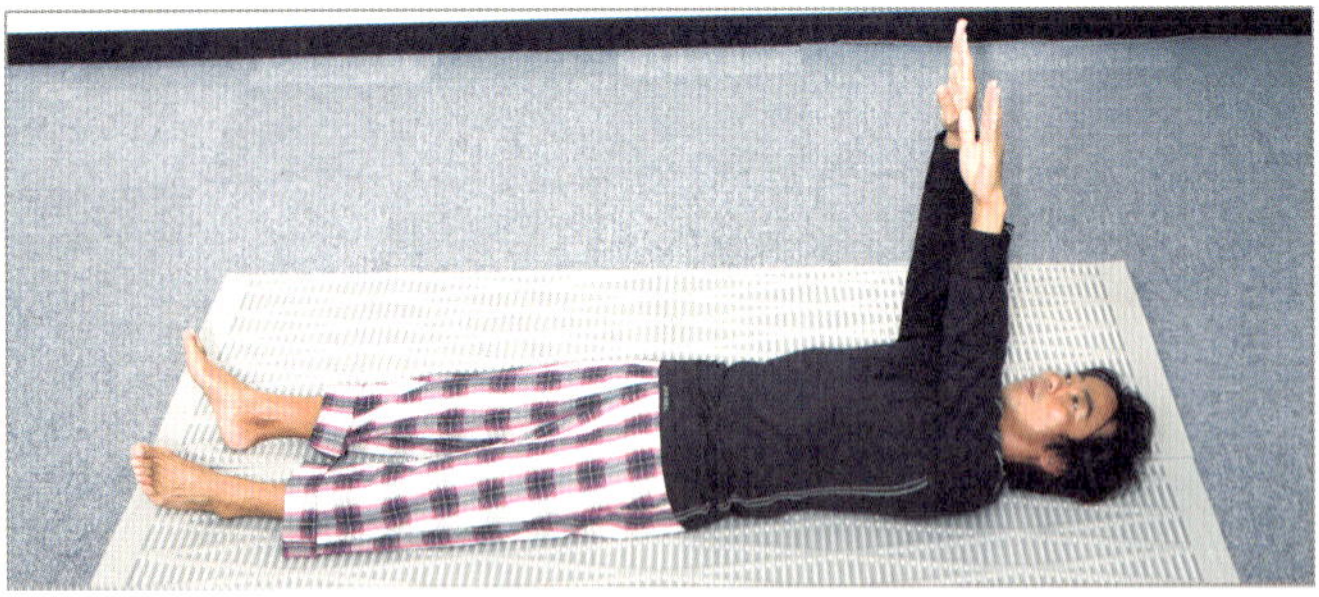

❶ ゴロンとあおむけになって足を肩幅に開き、手の甲を顔に向け両手を上へ伸ばす。

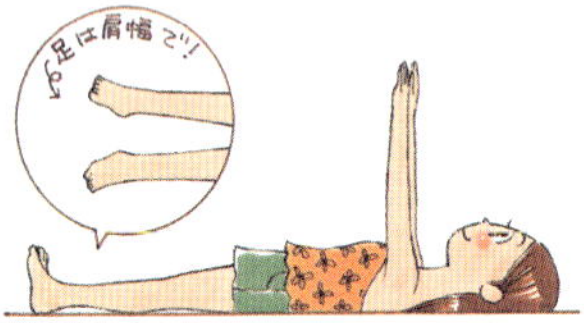

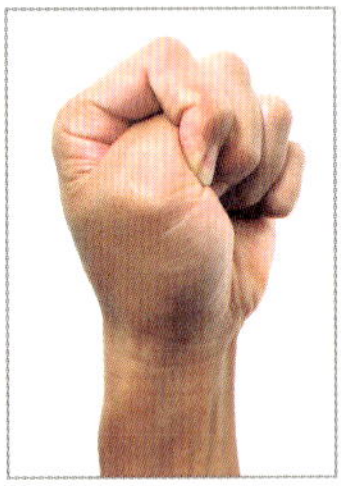

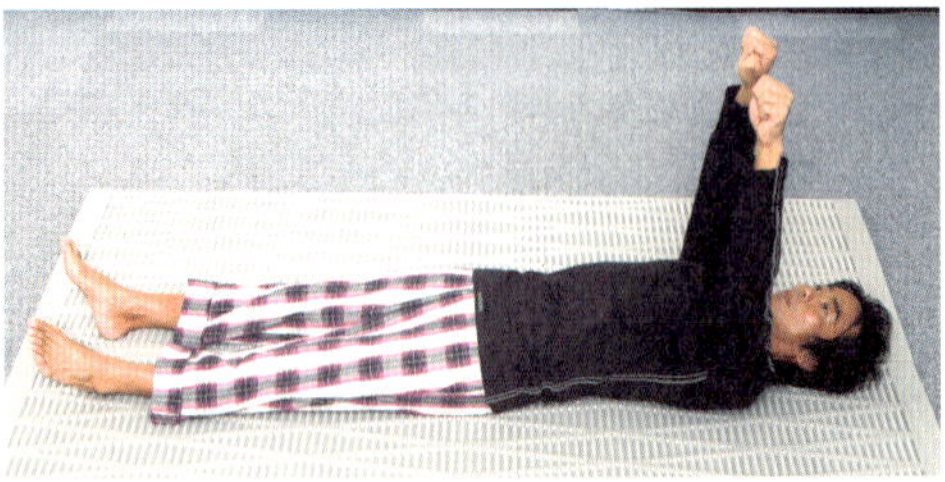

❷ 指を親指からしっかり折りこむ。

❸ そのまま大きく深呼吸。吸う→吐く→吸う→吐く。

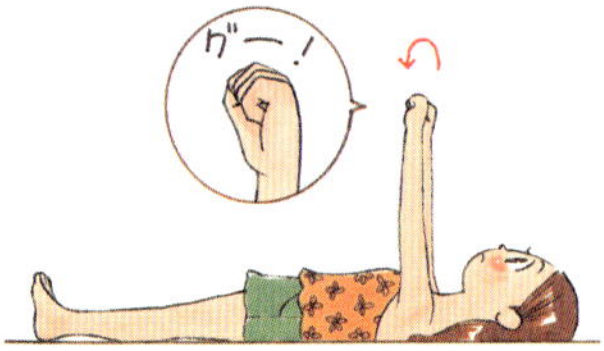

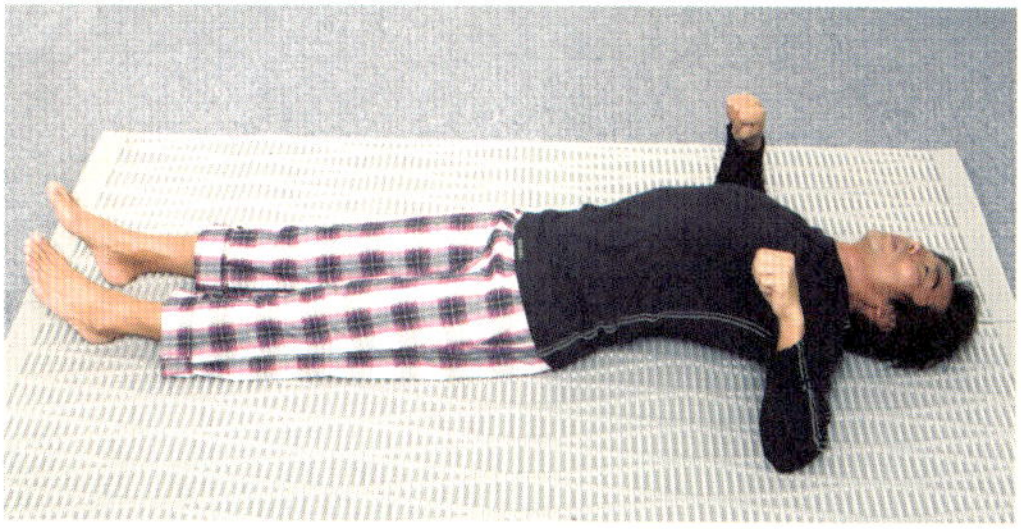

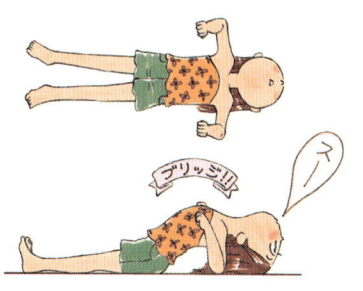

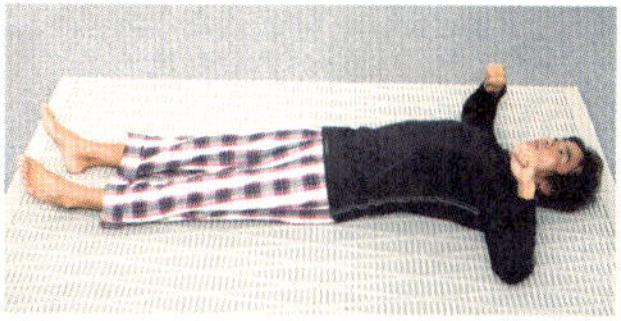

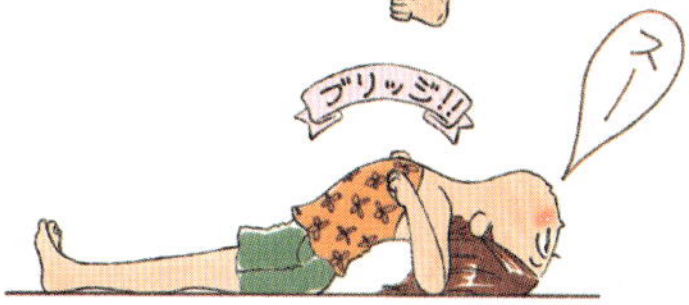

❹ 最後に大きく吐いた息を「ス～」と吸いながら、手の甲を顔に向けたまま両ヒジを左右に引く。ヒジが床についたらそのまま上半身を持ち上げてブリッジ！ 息を大きく吸いこんで、あばらちょうちんをいっぱいに開いて～！

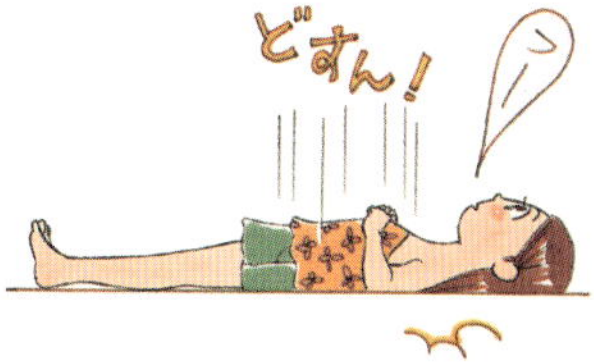

❺ 息を吸いきったタイミング（呼吸の間隙→ P.56）で、一気に完全脱力！ 上半身をズドンと落とす。息を止めちゃだめです！

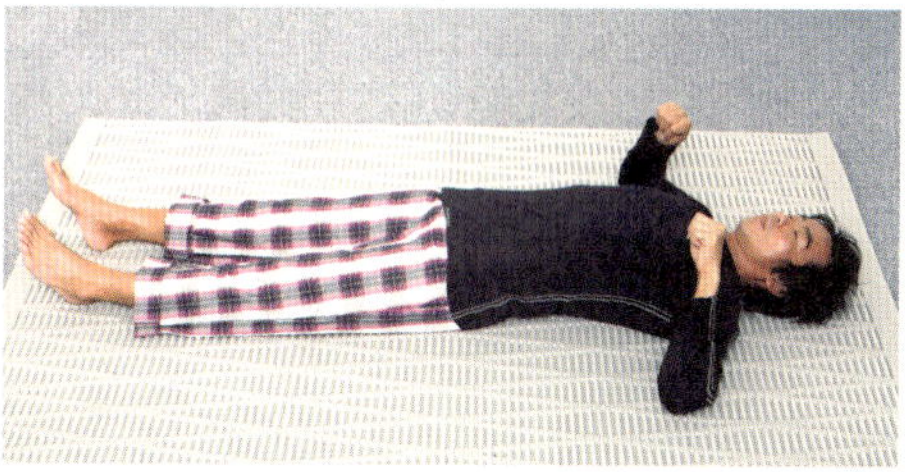

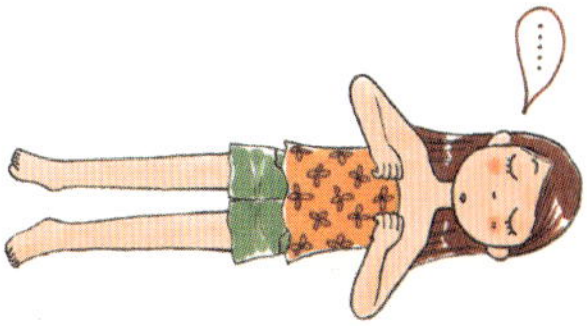

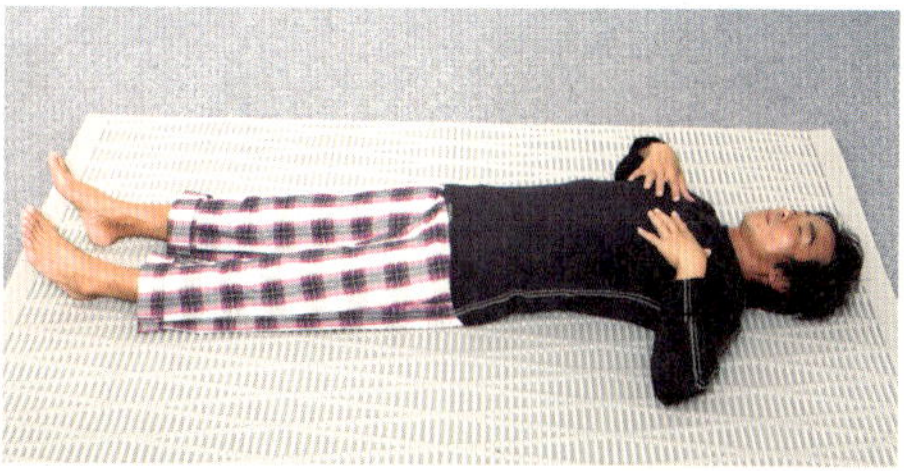

❻ ゆっくりと息を吐いて呼吸を続ける。腕は自然な状態にし、2分じっと横になってリラックス。ちょうちんへの刺激で肩甲骨が動きだす。背中が一気にあたたかくなり、からだ全体がマットに沈みこんでいくようで、眠くなるかも。

呼吸の間隙ってなんだったっけ？ という人は→呼吸の間隙（P.56）

DRILL 13

肩甲骨を正しい位置にセットする

ゆっくりうつぶせ

動き始めた肩甲骨の動きを圧迫しないように、ゆっくりとうつぶせになります。自由になった肩甲骨は、さらに開く方向へ動いていきます。この時、はずみをつけてうつぶせになったらすべてがおじゃん！　慎重に慎重に……。

1 両手を頭の上に持っていく。

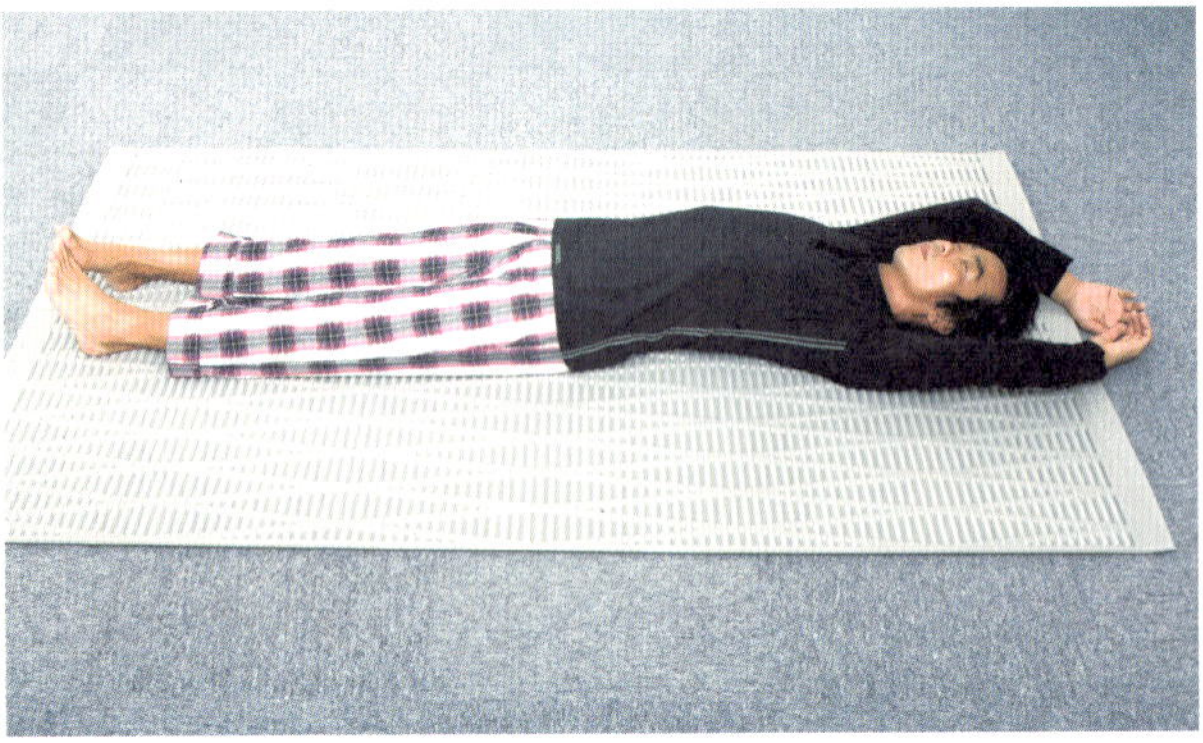

2 首をまわしたい方向に向ける（左右どちらでも可）。

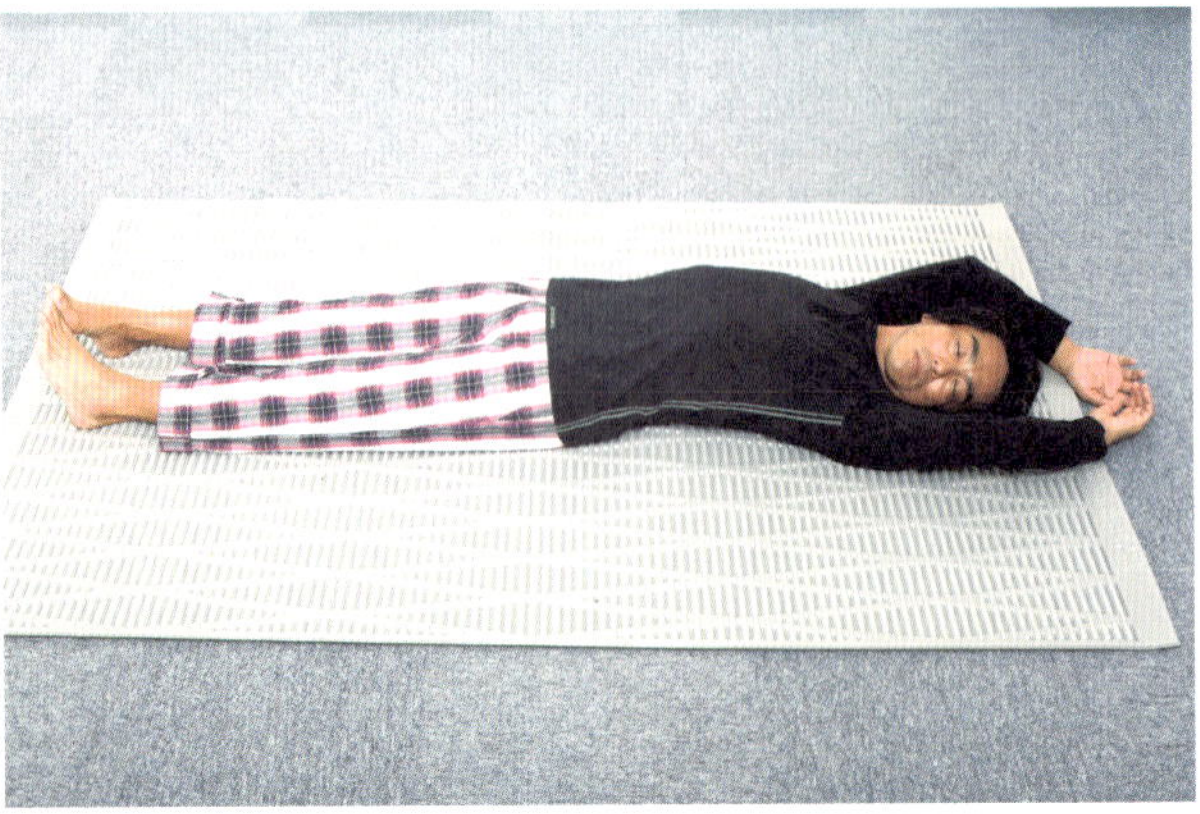

3 できるだけからだが床から離れないように、アザラシになったつもりで、肩からゴロンと回転。首も起こさない（頭を上げない）ように気をつけて。

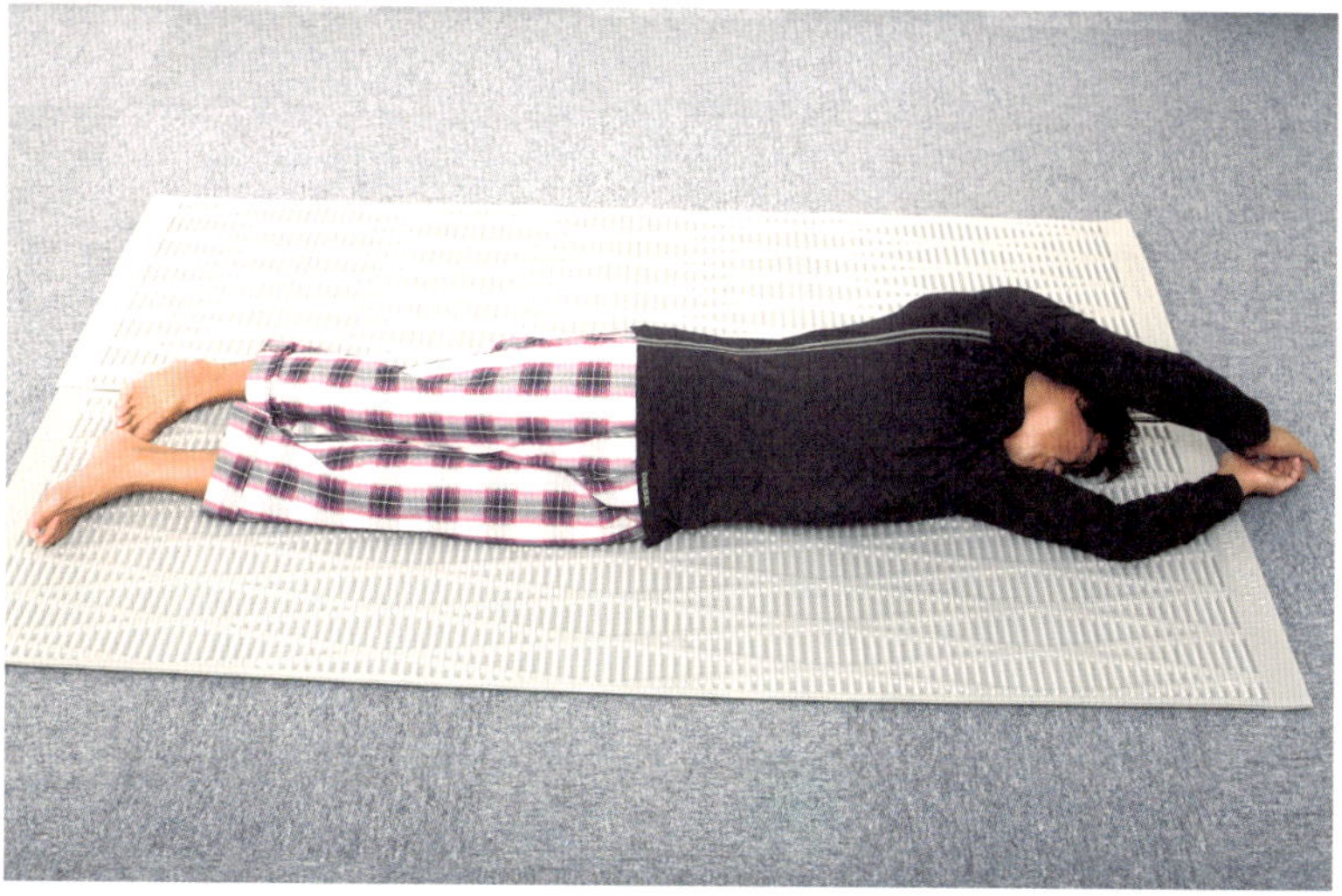

4 うつぶせに。力の抜ける位置であれば、手は伸ばしたままでも少し曲げてもよし！首も向きやすいほうへ向け、楽にして。腕や肩まわりの力が抜けているのを感じながら2分くらいそのまま。肩から腕にかけてポカポカし、背中から力が抜けていくのをじっくり感じて。頭がポワーッとしてきます。

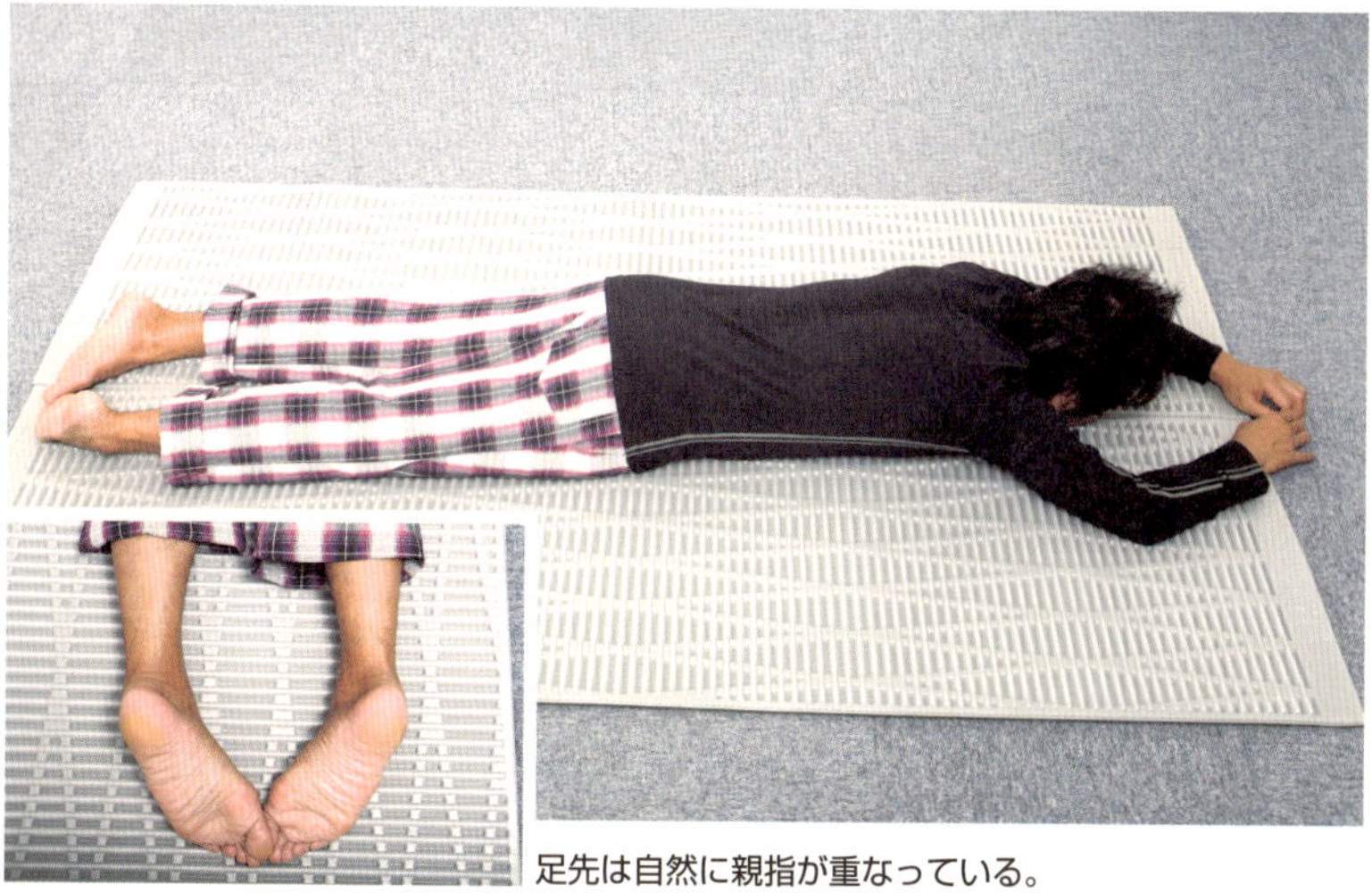

足先は自然に親指が重なっている。

DRILL 14

正しい位置のままキープする

起き上がりがかんじん

息を吸いながら手を耳の脇に置き、吐きながら次の動作をする。一息ごとに行う起き上がりで、正しい位置にセットされた肩甲骨をキープしましょう。

1 手を耳→ネコのあくびのポーズ

両手を耳の脇まで持ってくる。頭を床につけたまま腕の力でからだを起こし、さらに頭を床につけたままずるずると足のほうへ、腕が伸びる限界まで上半身をひきずり、お尻を上げる。背中をぐいーんと伸ばしてネコのあくびのポーズ。

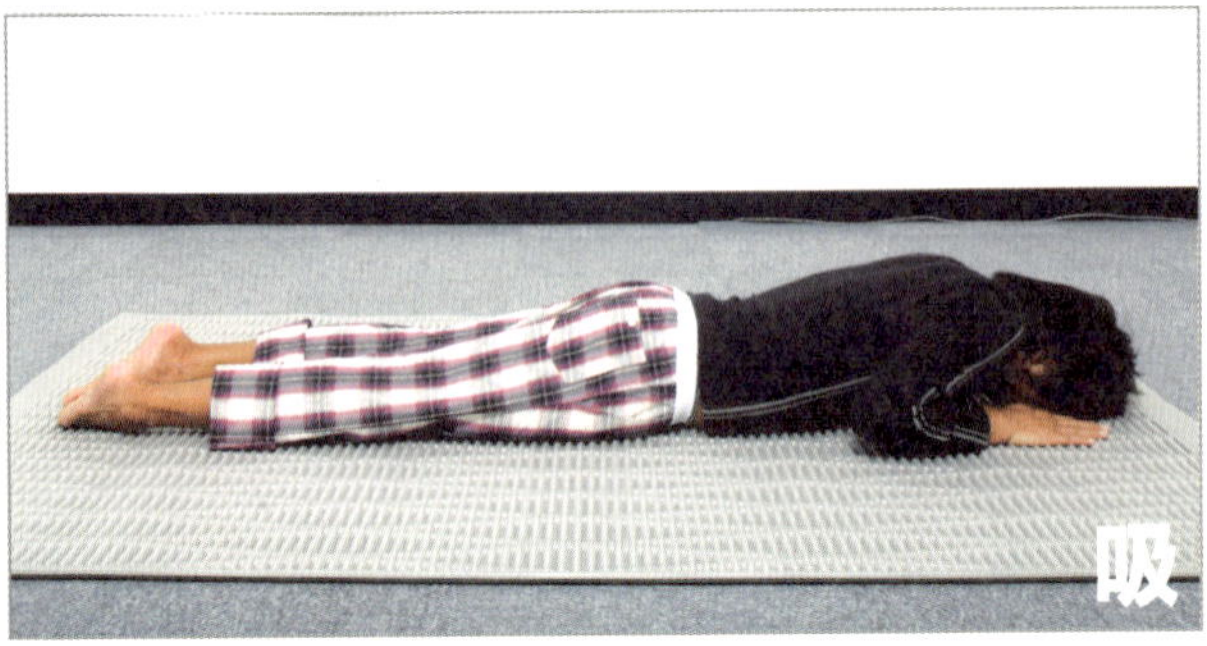

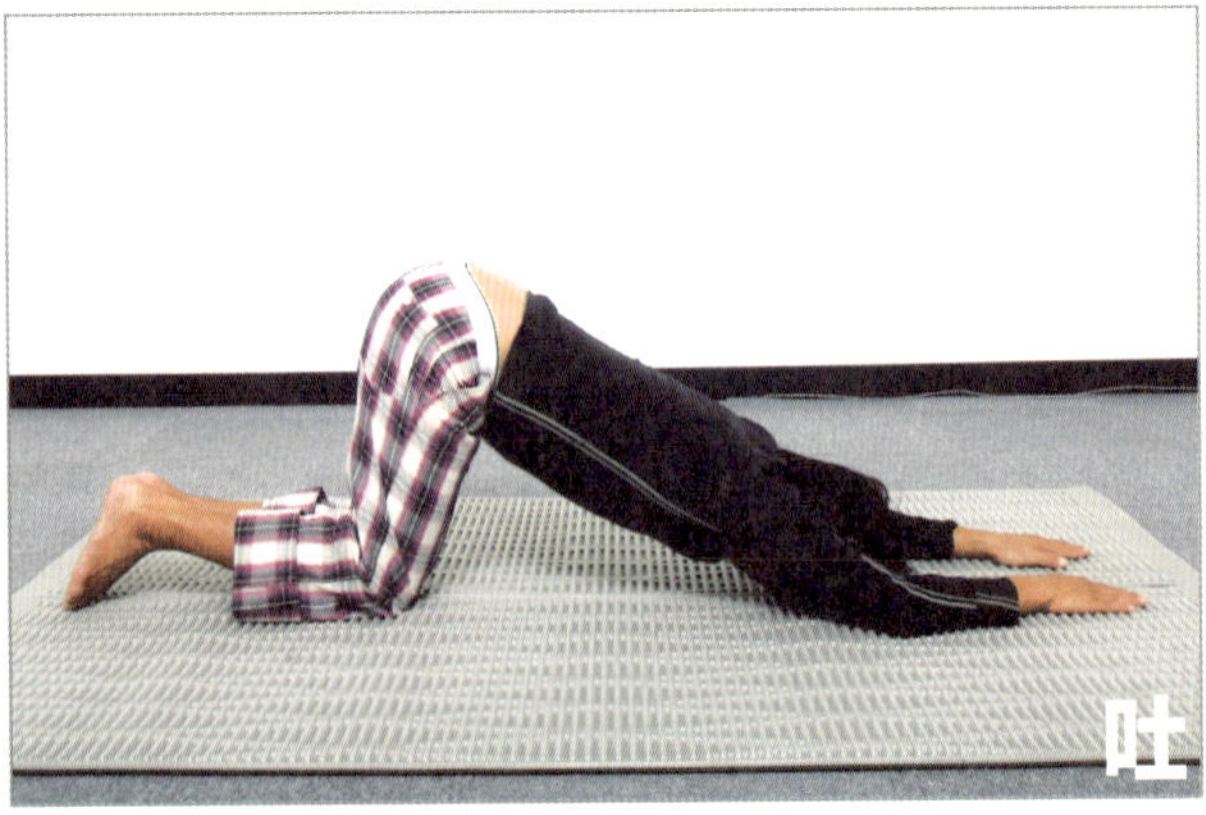

頭は床につけたまま!

2 手を耳→五体投地ポーズ

両手を耳の脇へ。頭を床につけたまま腕が伸びる限界までずるずると後ろへ上半身をひきずり、お尻を足にのせる。チベット仏教の五体投地に似たポーズ。

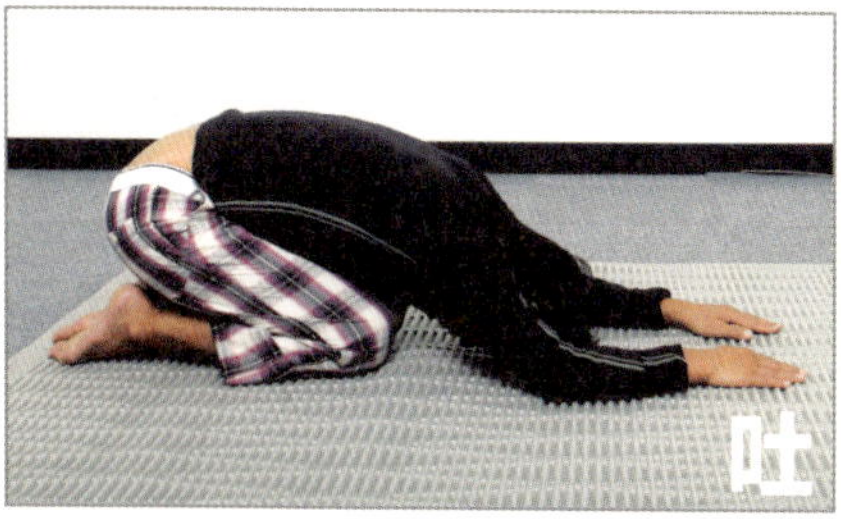

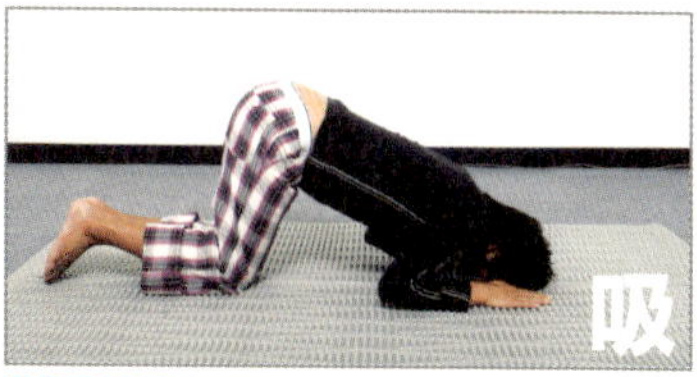

頭は床につけたまま!

3 手を耳→スフィンクスのポーズ

両手を耳の脇へ。「腕立て伏せ」をするように上体を起こす。スフィンクスのポーズ。このまま2〜3回深呼吸。

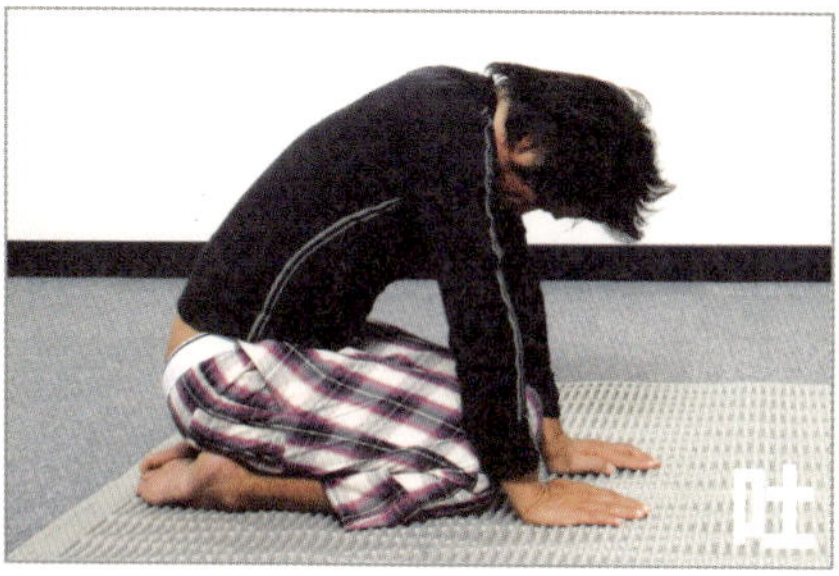

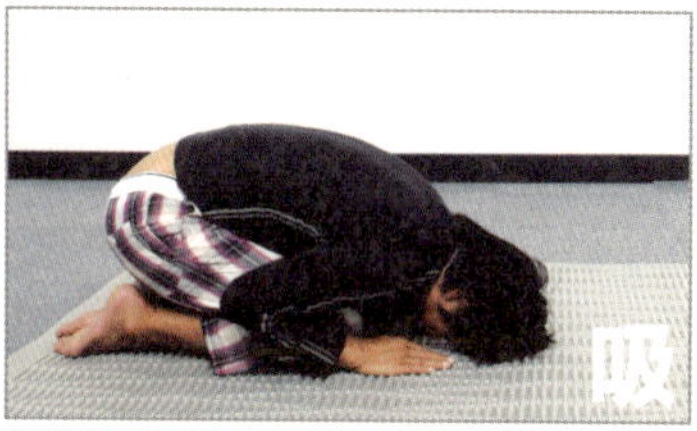

頭は上げないで!

4 手をヒザ→ごめんなさいのポーズ

両手をヒザの上へ。頭は下げたままヒジを伸ばし背筋を伸ばす。ごめんなさいのポーズ。

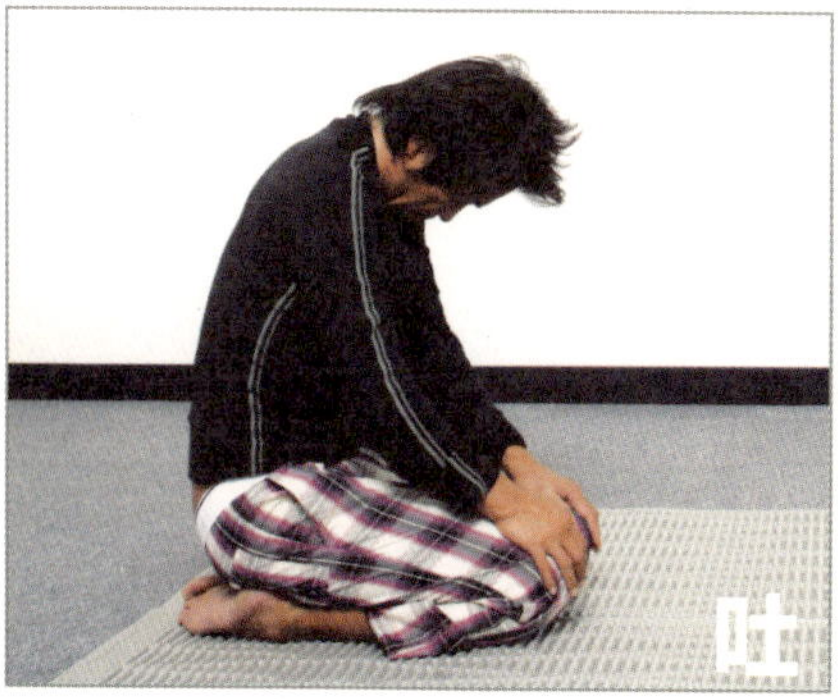

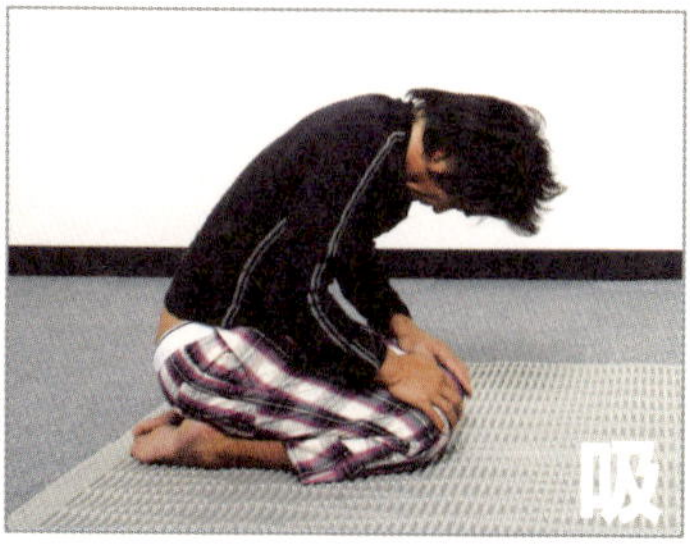

5 手を鼠径部《そけいぶ》→ゆっくり頭を上げる

両手を鼠径部（ビキニライン）へ。頭は下げたままヒジと背筋を伸ばす。

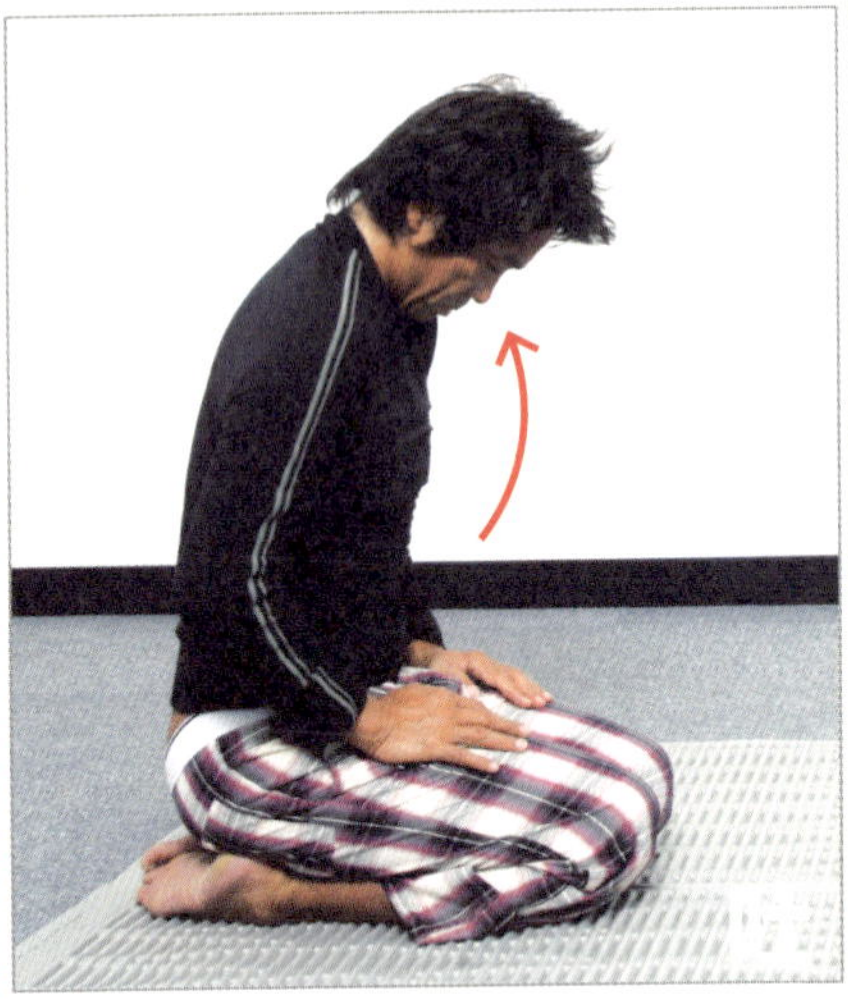

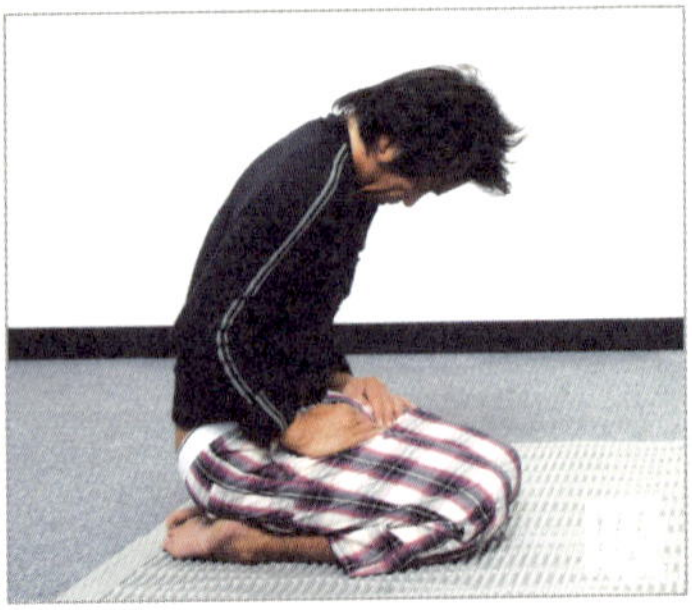

6

息を吸いながらゆっくり頭を起こす。美しい正座の完成です！　このままゆっくり深呼吸を。

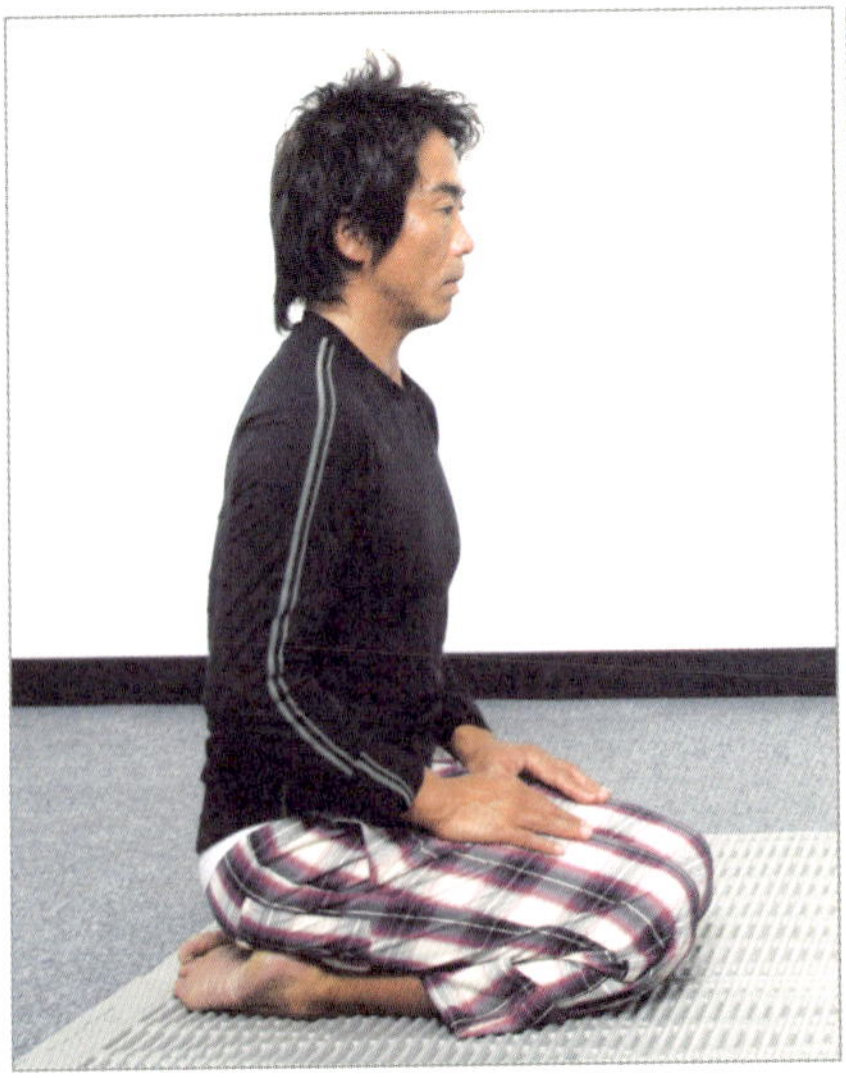

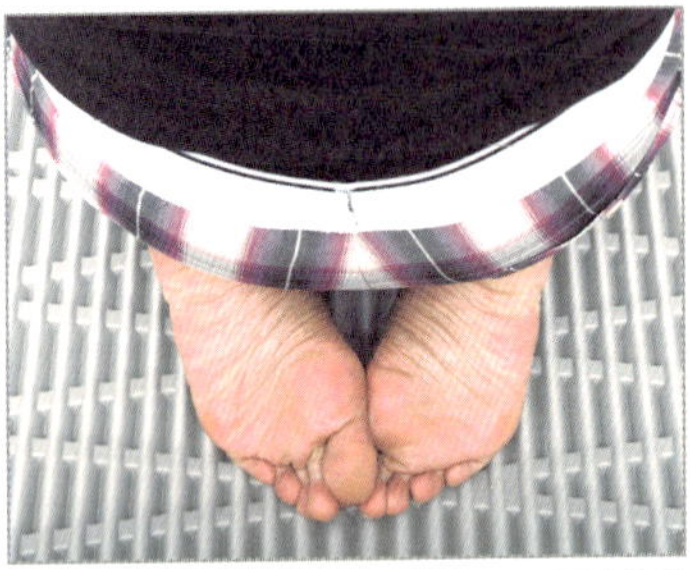

親指が重なっていることが大切。この正座姿勢だと、長時間座ってもしびれません。

3ステップで立ち上がり

1 正座姿勢から両ヒザ立ちに。

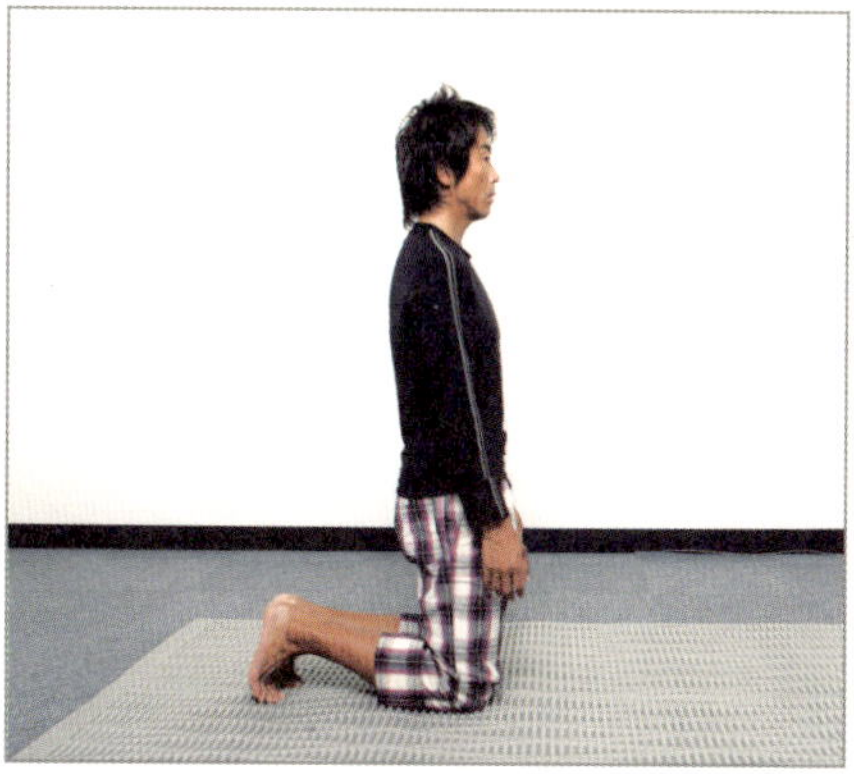

2 左右どちらでもやりやすいほうから足を一歩前へ出し、立ち上がる。

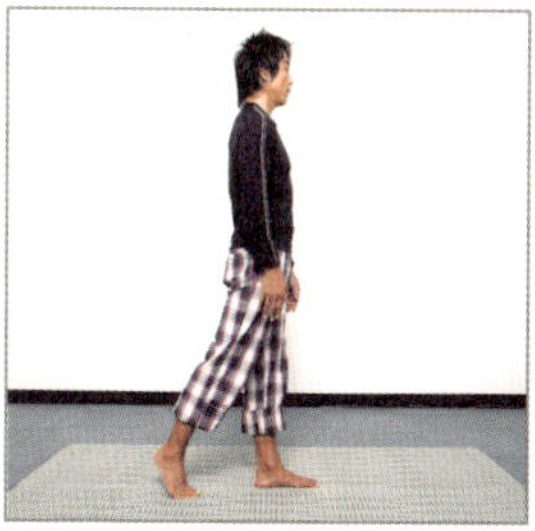

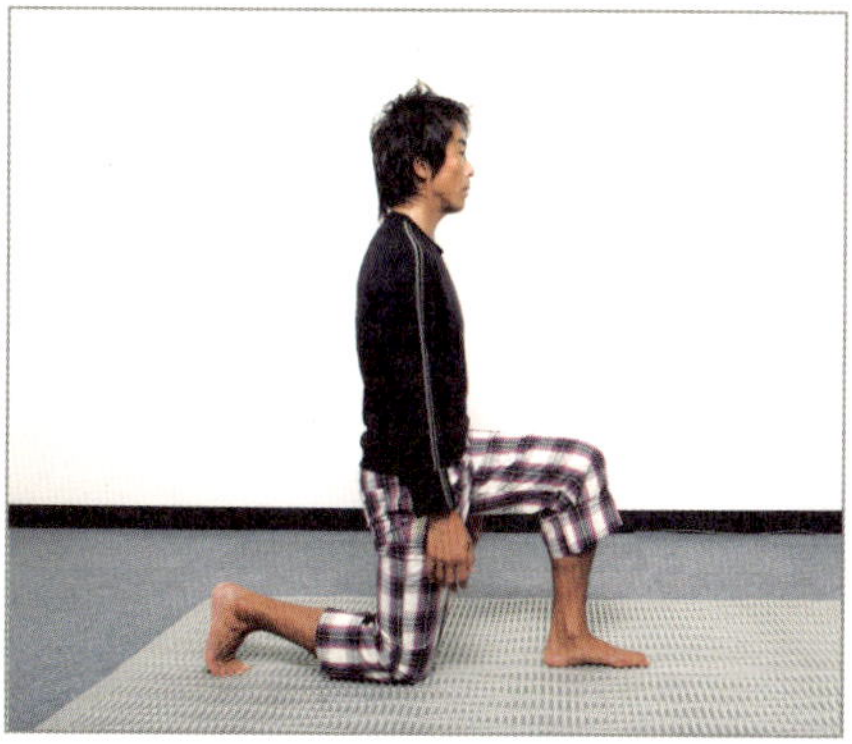

3 後ろ足を前に揃えて完成。

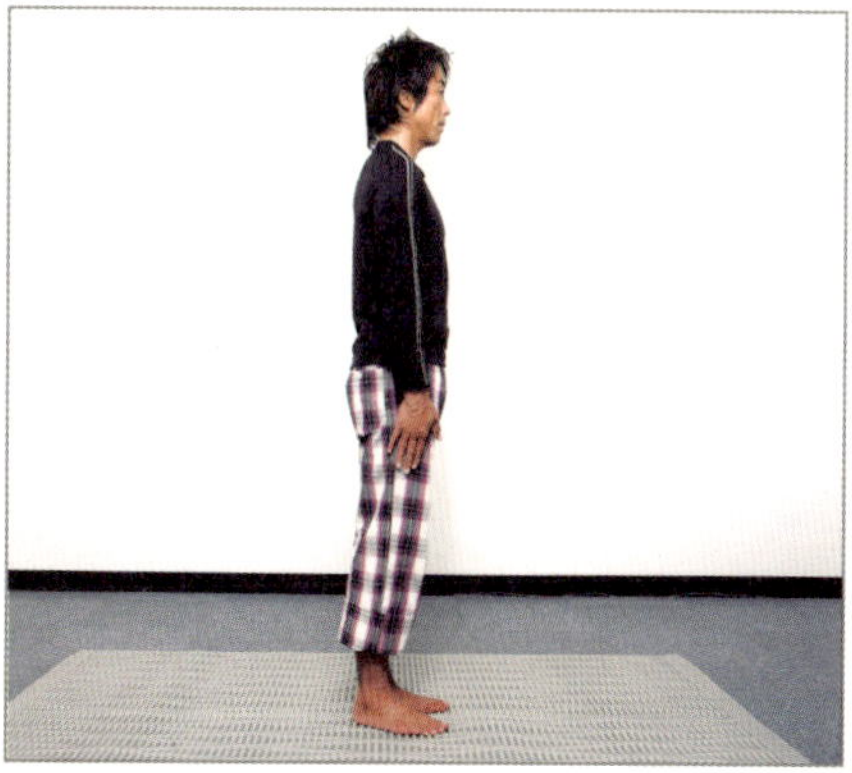

ひらく美乳体操Q&A

Q　ひらく体操なのに、息を吐きながらブリッジしてしまいました。やり方を間違えたときのリセット体操ってありますか？

A　大丈夫ですよ。失敗したら、DRILL08「肩甲骨リセット体操」(P.54)を行ってください。一発リセットできます。

Q　なぜヒジを左右に張るの？

A　肩甲骨がうまく開かない人は、あばらちょうちんがキュウッと小さくなっている状態。ヒジを左右に張り、大きく息を吸いこむことで、縮んだちょうちんをぶわーっとふくらますのです。

Q　呼吸の間隙のタイミングを使うのはなぜ？

A　呼吸の間隙は、「吸いきって」から「吐く」へ、「吐ききって」から「吸う」へ、呼吸の入れ替わりが起こる一瞬のタイミングのこと。その瞬間に外部から刺激を加えると、からだには劇的変化が起こります。それを利用して、最大の効果を得ようというわけです。

Q　うまく脱力して腕を落とせないのですが……

A　落とす感覚をつかむには、リンゴが木から落ちるイメージを頭に浮かべてみて。何かを床に落としたイメージでもOK。しっかりイメージを頭に入れたあとに行うと、予想以上にうまく脱力できるはず。潜在意識に働きかけるイメージカ（P.49）を有効に使いましょう。

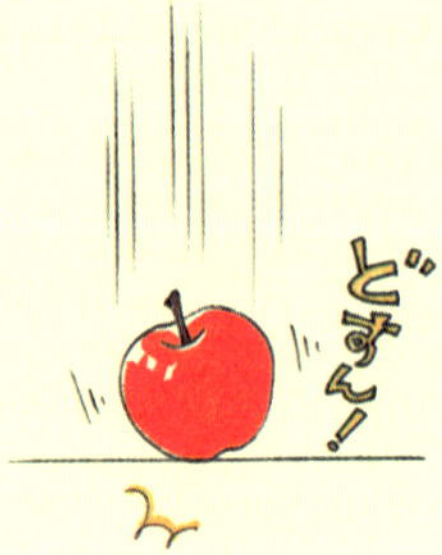

5時限目

しめる美乳体操

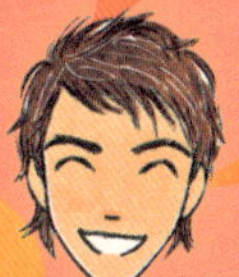

続いて、「しめる美乳体操」をやってみましょう。
からだに満ちた新鮮な美乳エキスを、
肩甲骨を閉めておっぱいチューブに一気に注入！
ハリのある、いきいきセクシーかつ
健康な美乳のために、レッツ・トライ！

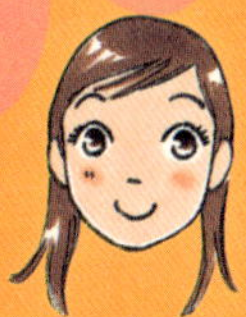

DRILL 15

しめる美乳体操 入門編

ウラ筋作動！ キュッと閉めよう

さあ、しめる美乳体操です。今までに鍛えた美乳ウラ筋を総動員させて、肩甲骨をキュッと閉めていきますよ。あばらちょうちんをキュッと縮めて美乳エキスをおっぱいチューブに送りこみます！

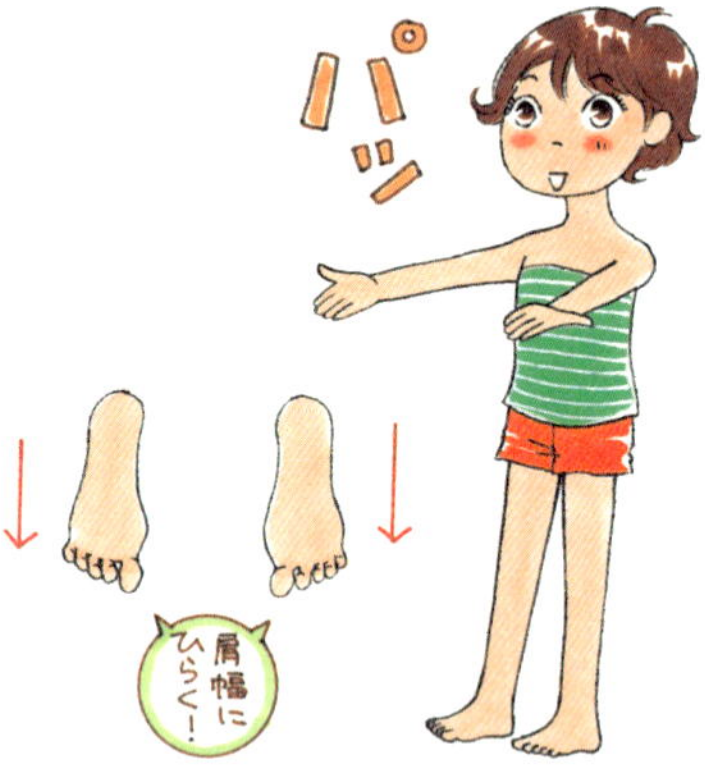

❶ 足を肩幅に開いて立ち、手のひらを上に向け両手を伸ばす。

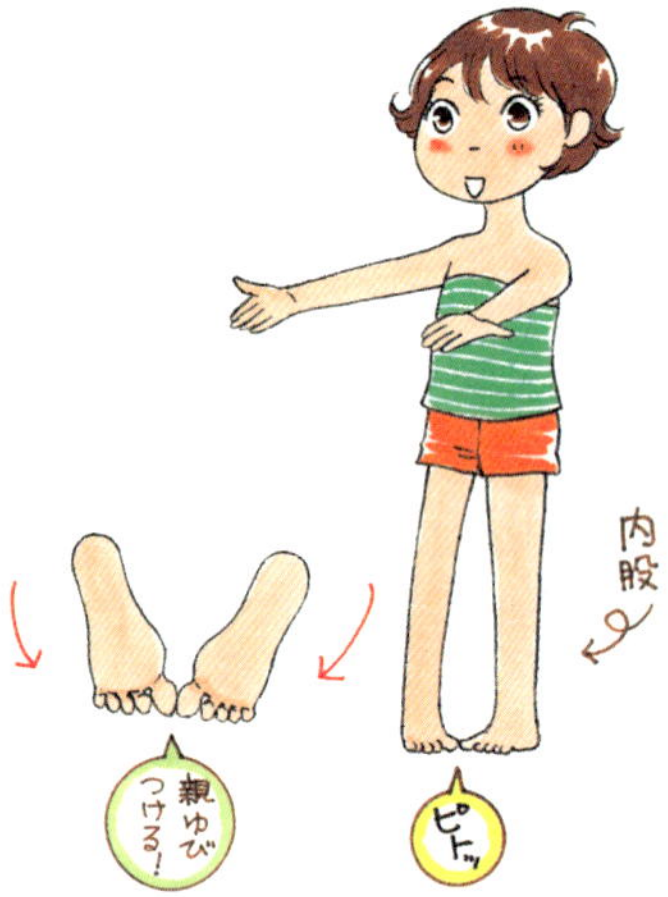

❷ かかとは肩幅に開いたまま、親指をくっつける。かかとが開いたハの字状態に。

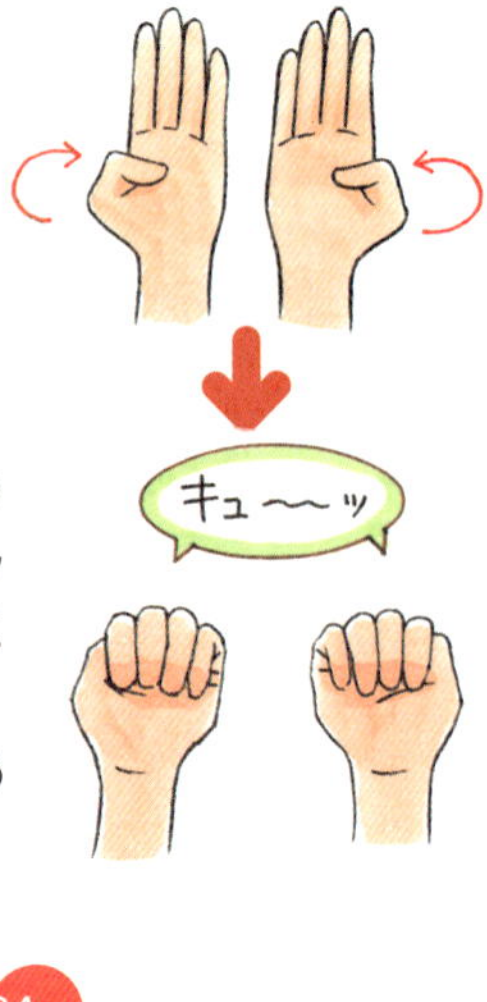

❸ 親指を手のひらにぎゅーっと押しつける。次に人さし指から順に、親指を握りこむように折りこんでいく。手のひらが上を向いている状態のままで準備 OK。

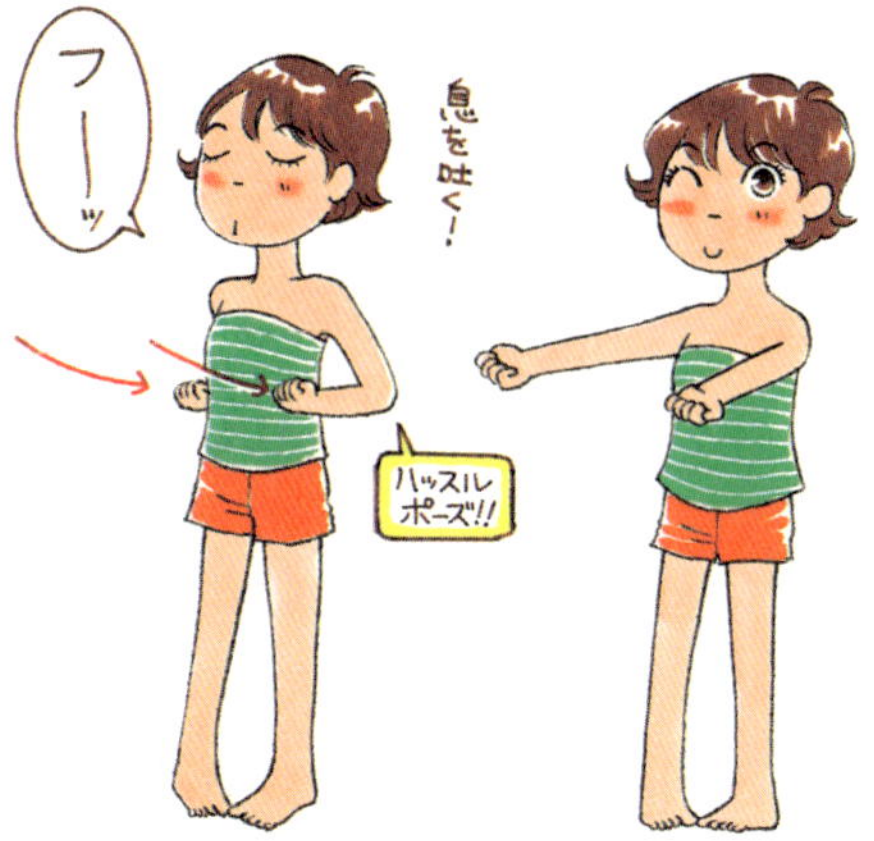

❹ 息を吐きながら、ヒジをうしろにゆっくり引いていく。限界までぐいーっぐいーっと……。左右の肩甲骨をぐうっと寄せ、上半身の空気をすべて吐き出してあばらちょうちんを最大に絞るイメージ。

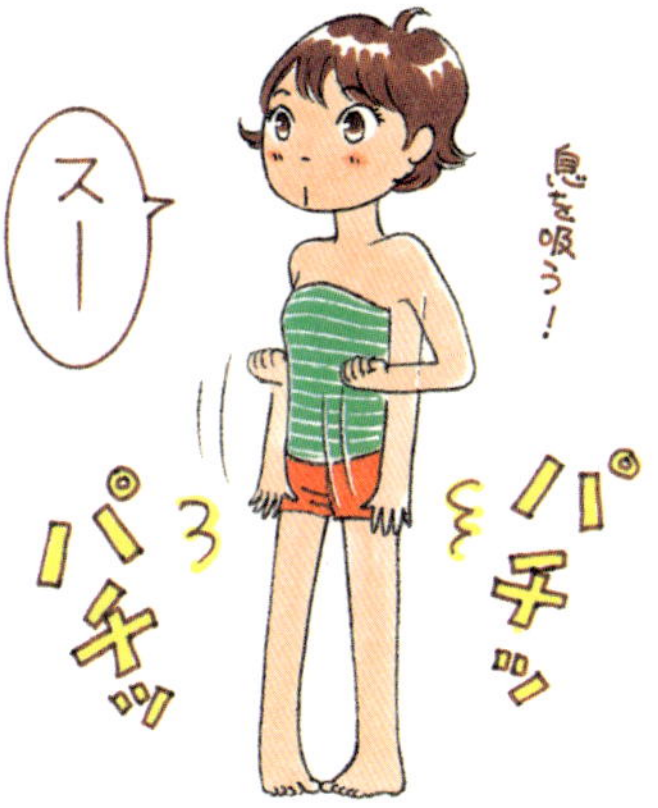

スー
息を吸う！
パチッ
パチッ

❺ 吐ききって吸うに切り替わる「呼吸の間隙（P.56）」の一瞬で一気に脱力！　手のひらをモモに打ちつけるようなイメージで両手を落とし、息を吸う。そのまま大きく５回、深呼吸。

どうしてもワキが開いてしまう人は

どうしてもワキがからだから離れてしまう人は、小指と小指、ヒジとヒジを合わせてから引いてみて。からだで左右のヒジを割っていく動きになるので、自然にヒジはからだにぴったり寄り添います。

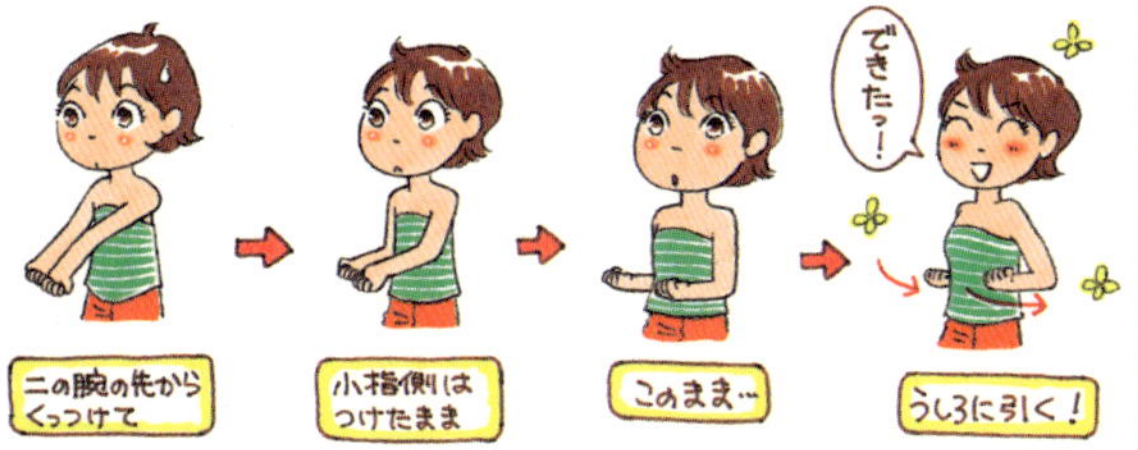

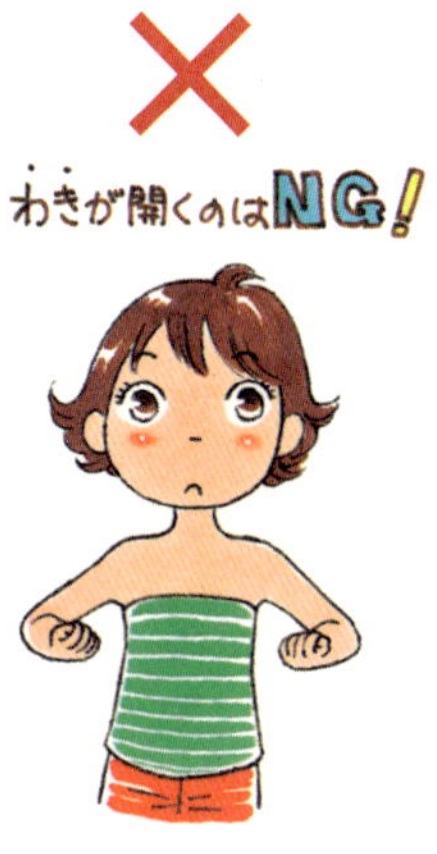

わきが開くのはNG！

からだから腕が離れちゃダメ！

呼吸の間隙ってなんだったっけ？　という人は→呼吸の間隙（P.56）

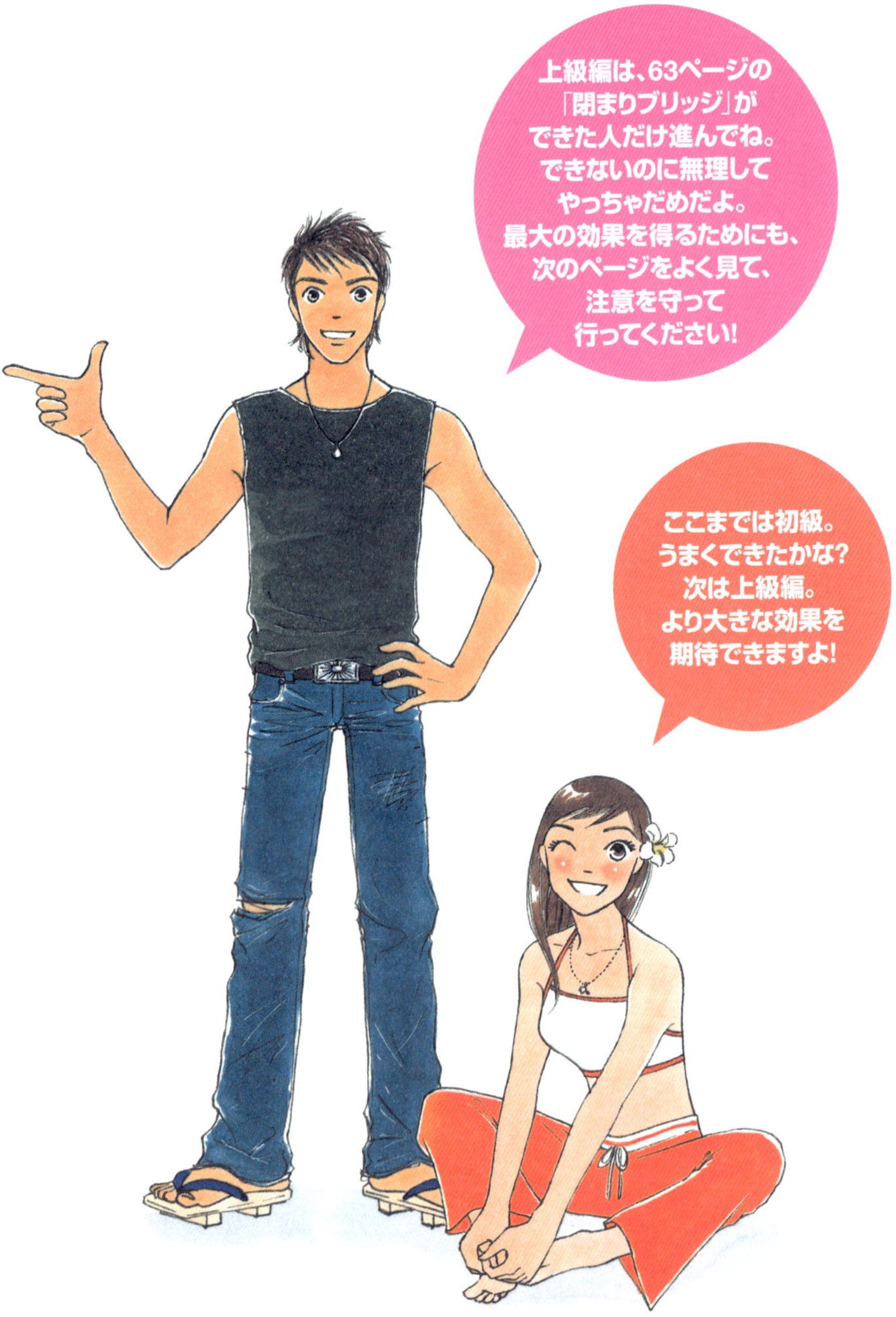
上級編は、63ページの
「閉まりブリッジ」が
できた人だけ進んでね。
できないのに無理して
やっちゃだめだよ。
最大の効果を得るためにも、
次のページをよく見て、
注意を守って
行ってください!
ここまでは初級。
うまくできたかな?
次は上級編。
より大きな効果を
期待できますよ!

しめる美乳体操上級編は、以下の条件を整えて行ってください。

✕ この上ではやらないでね。

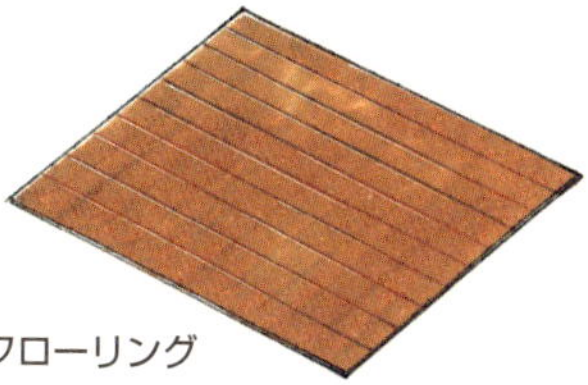

フローリング

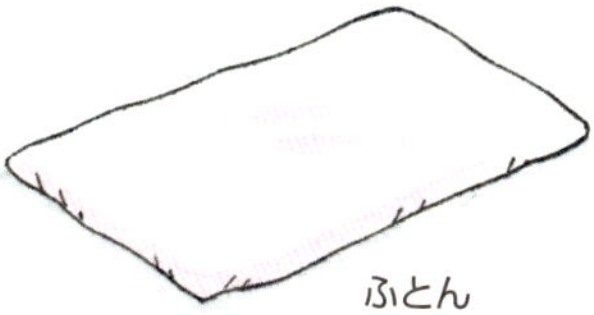

ふとん

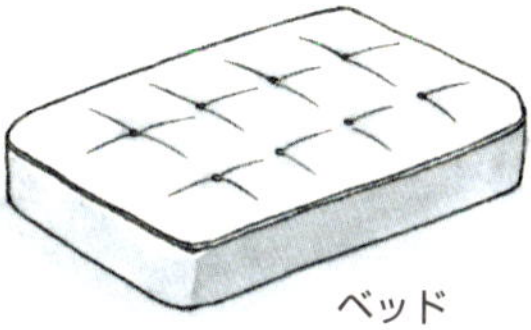

ベッド

○ この上でやると、安全で効果抜群!

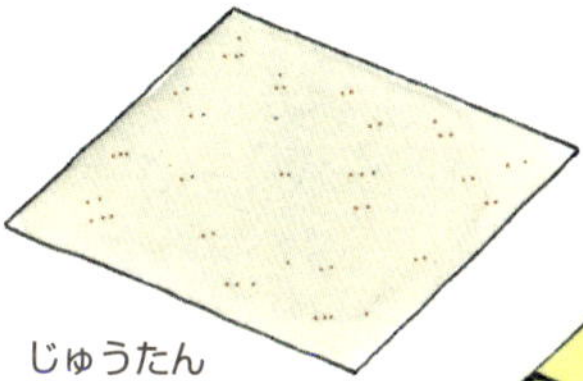

じゅうたん

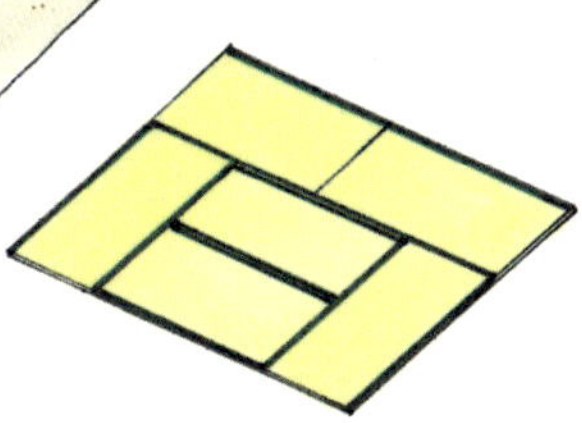

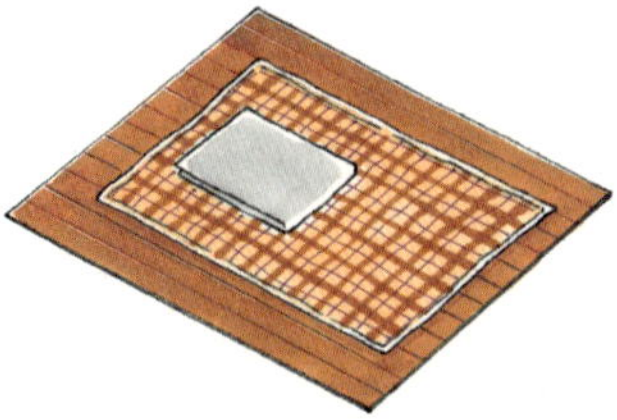

フローリングの床に毛布を敷いて、その上に厚さ10mm以上のマット（もしくは、マットを半分に折って、仙骨から頭までの下に敷く）

DRILL 16

しめる美乳体操 上級編

寝っころがって、より大きな効果をゲット!

美乳体操の最大限の効果を得られるのが、上級編。ひらく美乳体操上級編と同じく、呼吸の間隙のタイミング時に体重を利用した瞬間脱力をし、大きな効果が得られます。ただしこれは「閉まりブリッジ」(P.63)がうまくできないと首に負担をかけ、思わぬ怪我をすることがあります。くれぐれも「閉まりブリッジ」がうまくできてから行ってくださいね。

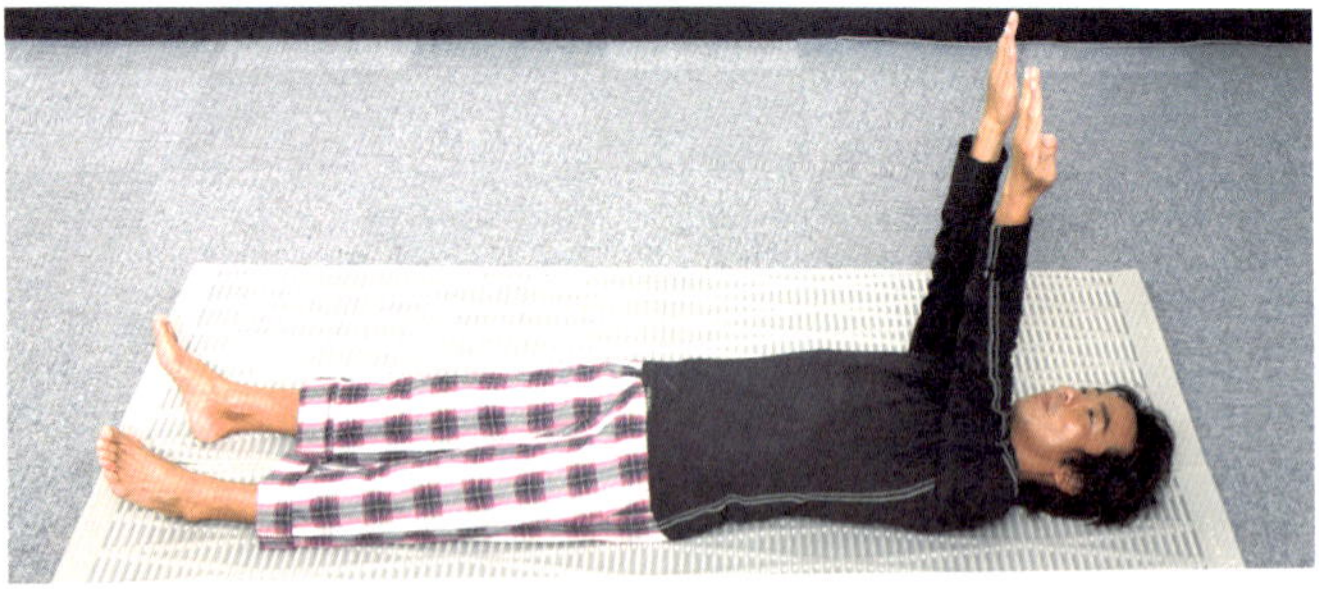

❶ ゴロンとあおむけになって足を肩幅に開き、手のひらを顔に向け両手を上へ伸ばす。

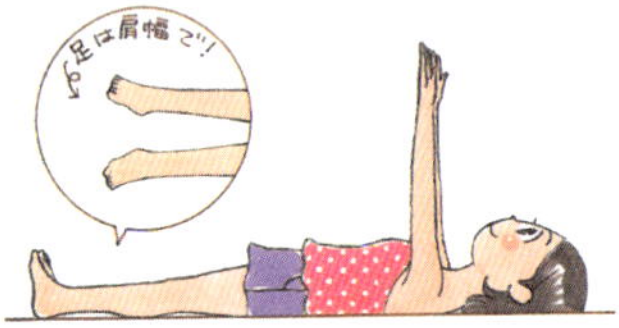

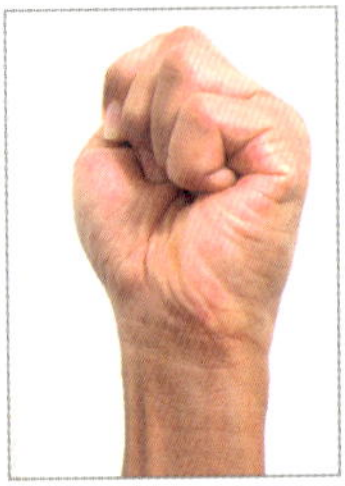

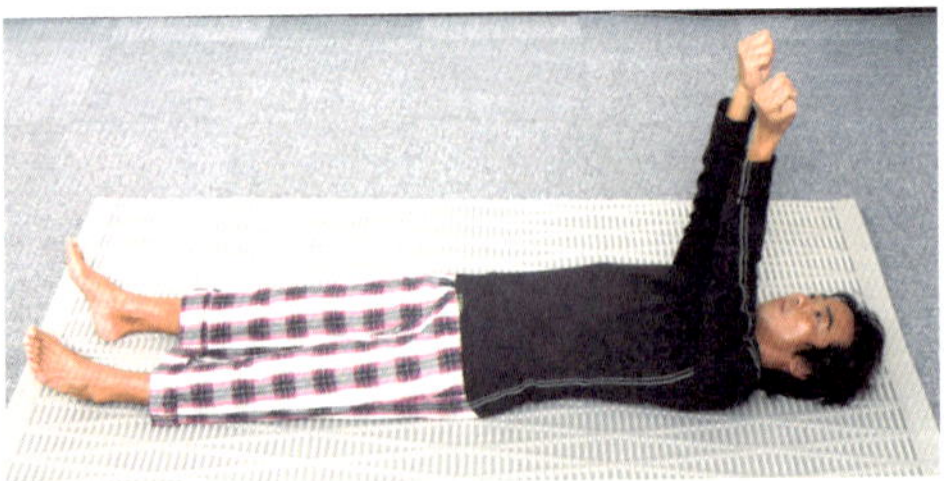

❷ 指を親指からしっかり折りこむ。

❸ そのまま大きく深呼吸。吐く→吸う→吐く→吸う。

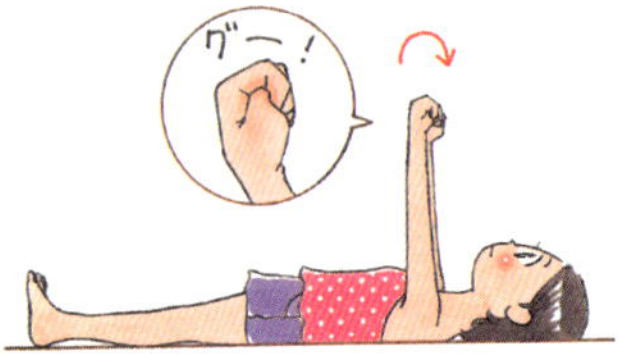

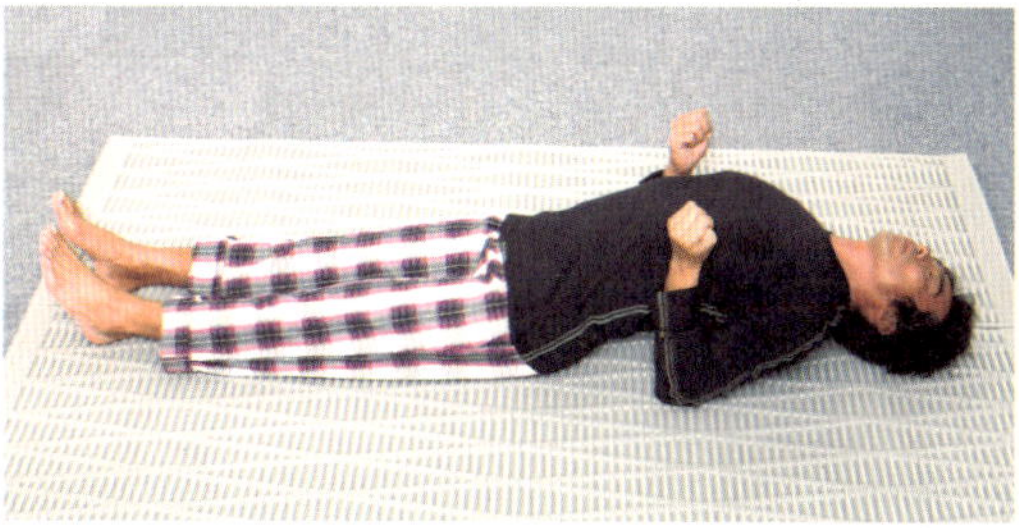

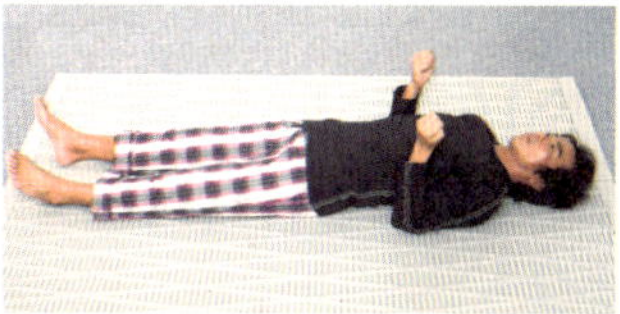

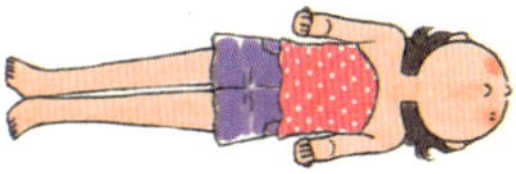

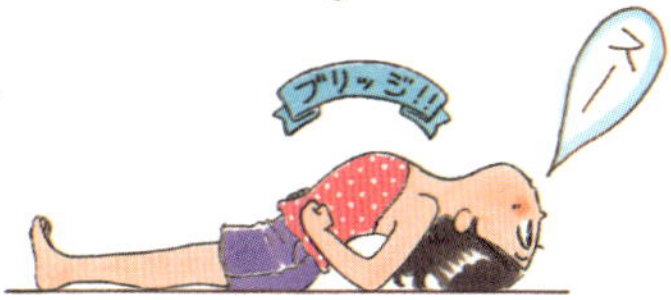

❹ 最後に大きく吸った息を「フ〜」と吐きながら、手のひらを顔に向けたまま両ヒジをまっすぐ引き、ハッスルポーズ。ヒジが床についたらそのまま上半身を持ち上げてブリッジ！　息を吐いて吐いて、あばらちょうちんをじわじわ絞って〜！

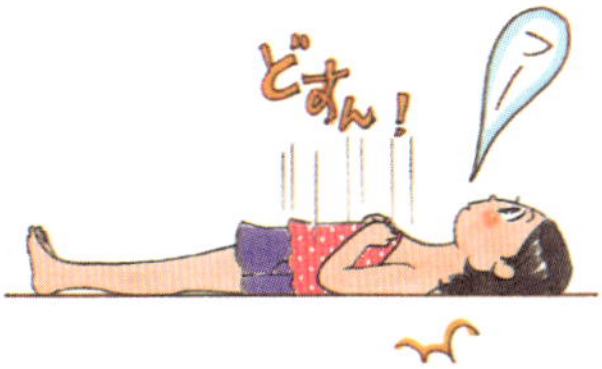

❺ 息を吐ききったタイミング（呼吸の間隙→ P.56）で、一気に完全脱力！上半身をズドンと落とす。息を止めちゃだめです！

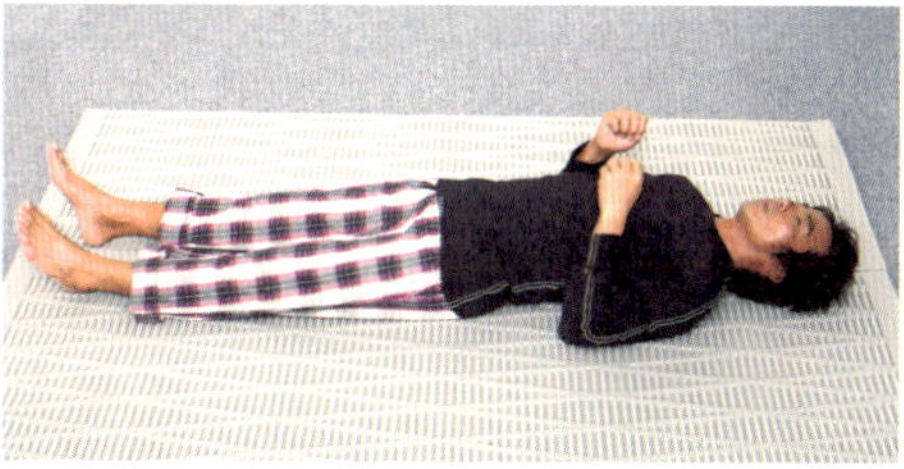

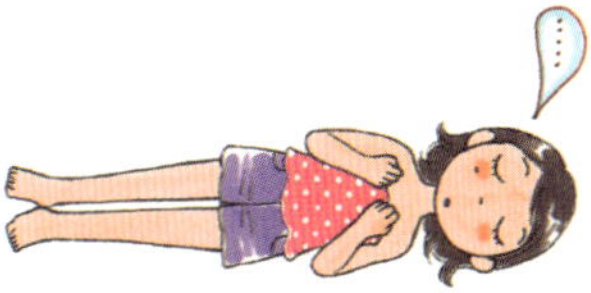

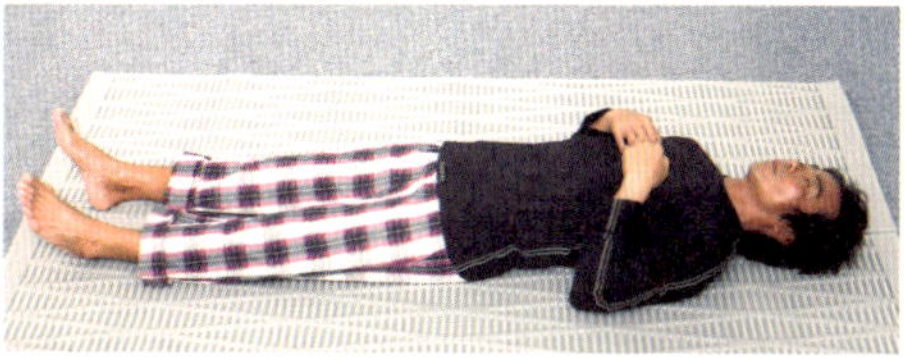

❻ ゆっくりと息を吸って呼吸を続ける。腕は自然な状態にし、2 分じっと横になってリラックス。ちょうちんへの衝撃で肩甲骨が動きだす。背中が反り返り、あおむけを続けにくくなってきたら、全身のテンションも高まり、活動準備 OK です！

呼吸の間隙ってなんだったっけ？　という人は→呼吸の間隙（P.56）

❼ この後、DRILL13「ゆっくりうつぶせ」（P.76）、DRILL14「起き上がりがかんじん〜3ステップで立ち上がり」（P.78）へ。

しめる美乳体操Q&A

Q　指がゆるんでしまったらダメですか？

A　この美乳体操は、指をギューッと握りこむことがとても重要です。指がゆるんだり開いたりしないように、しっかり握りこんで行ってくださいね。

Q　しめる体操なのに、息を吸いながらブリッジしてしまいました。やり方を間違えたときのリセット体操ってありますか？

A　大丈夫大丈夫。DRILL08「肩甲骨リセット体操」（P.54）を行ってください。ひらく体操、しめる体操、そのほかの準備体操も含め、失敗しちゃったときはすべて「肩甲骨リセット体操」がリセット体操になります。しまった！　と思ったら「肩甲骨リセット体操」ですよ。

課外授業

男による、男のためのドリル

僕は40数年、男として生きてきました。
今までに紹介してきた体操は、
本当は自分のために工夫して作り上げてきたものなのです。
それはどういうことか？
満を持して、男・寺門による、男のための課外授業、始めます！

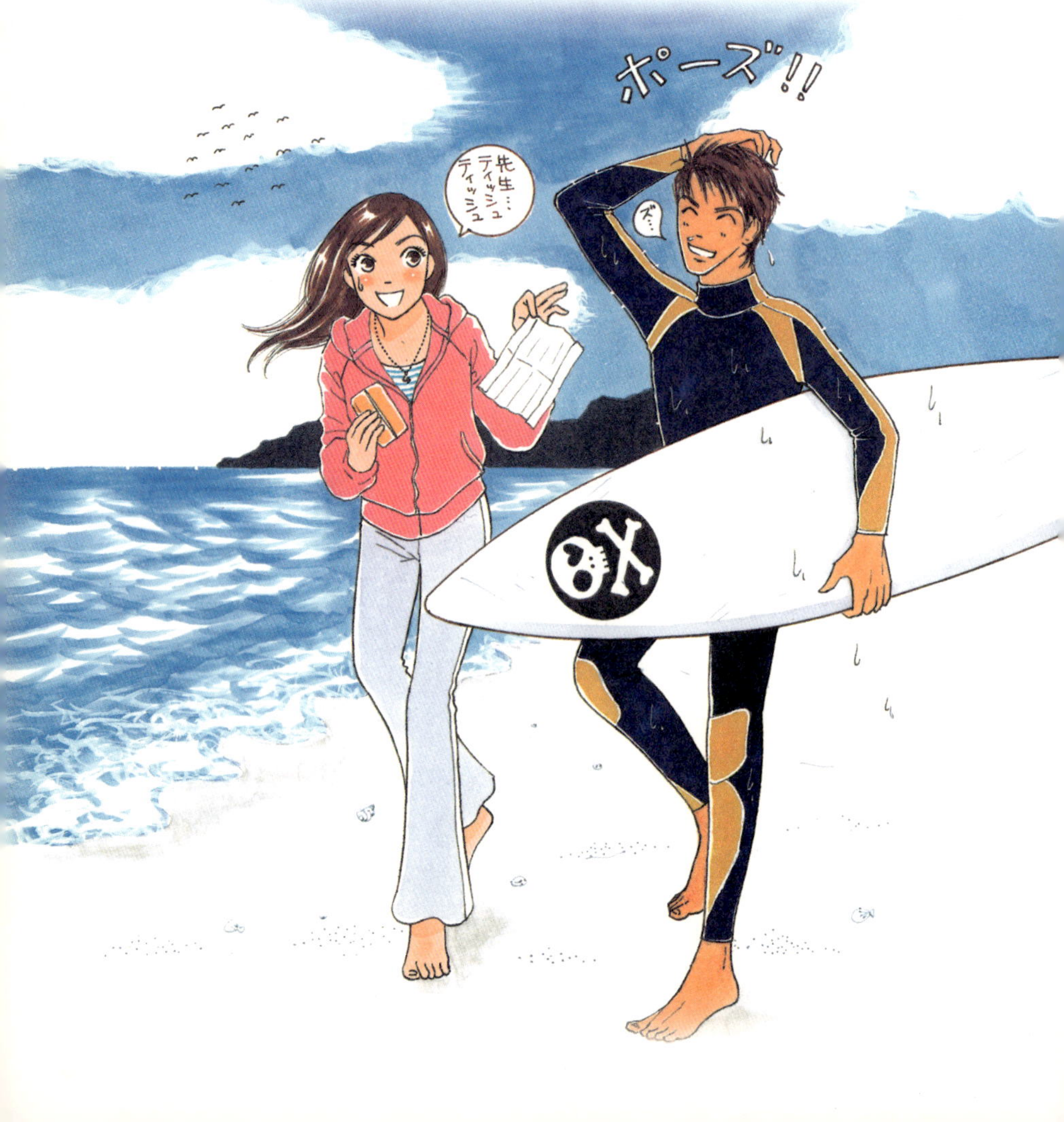

なぜ女は男より長生きか

さまざまな細菌やウイルス、異常細胞から自己を守るために免疫細胞が戦っているとき、からだに発熱が起こります。細菌やウイルスなどを攻撃し、食べてしまうマクロファージが活発に動くと、他の免疫細胞の力をアップさせる物質が出て、それが脳の発熱中枢に作用し、発熱が起こるという絶妙なメカニズムなのです。

近年、エストロゲンがマクロファージを活性化させるホルモンであることがわかってきたそうです。エストロゲン、そう、女性ホルモンです。エストロゲンが大量に分泌《ぶんぴつ》される排卵期に女性のからだで体温が上昇するのは、これが理由。つまり女性は、月に一度、体の中で自動的に免疫力を上げているというんです！

かつて男は動くことで体温を上昇させていた

はるか昔から比較的最近まで、人間の男性は食糧を得るために外で狩りや漁をし、畑を耕し、太陽の下でからだを動かしていました。日に焼けると、体温は上昇。動くことでも体温上昇。体温が1℃上昇すると、

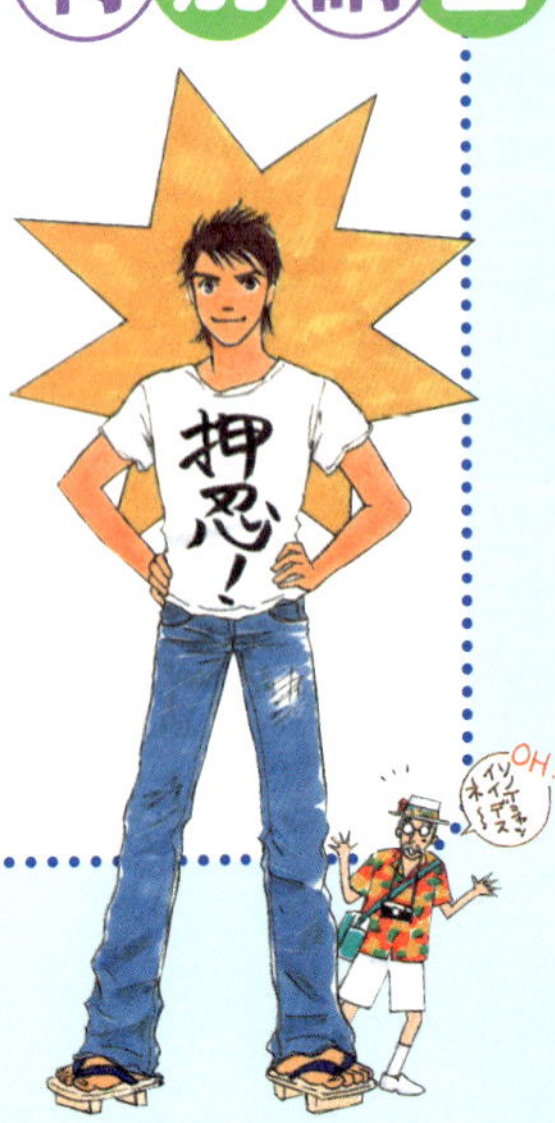

免疫力は5～6倍アップするともいわれます。一方、屋内にいる時間が長く、男ほどはからだを動かさない仕事を担ってきた女性に自動免疫力アップのセキュリティシステムが備わっているのは、当然なのかもしれません。しかも、子孫を残す大切な卵を産むタイミングでの体温上昇……生命の神秘を感じずにはいられません。男と女が長い時間かけて担ってきた役割の違いが、そのまま免疫システムの違いなのではないかと僕は考えています。

男にとっての美乳体操

ところで、毎日よく眠れていますか？　長く寝ればいいというものではありません。短い時間でも深く良質な睡眠がとれていることが重要です。いい睡眠中は、緊張を司《つかさど》る交感神経から、リラックスを司る副交感神経優位にからだが切り替わり、免疫細胞が活発に働きます。

美乳体操は、夜、肩甲骨を開くことで副交感神経優位にからだを誘導し、深い睡眠に導く狙いがあります。一方朝は肩甲骨を閉めてからだを覚醒させ、交感神経優位の適度な興奮状態に誘導した脳や肉体で、クオリティの高い仕事をこなそう、という狙い。いかに効率よく働き、しかもくたびれずに趣味のサーフィンやテニスやゴルフを楽しめるか。よくばりな僕自身の欲望を満たすために試行錯誤した、自分のための体操が、美乳体操なのです。そして、かつてのように獲物を追いかけることのない現代を生きる同志よ！男にこそ、美乳体操でおトクなからだを手に入れてほしい。これを切実に願っています。

男の骨盤判定、女の骨盤判定

男は正座で寝

男による、男のためのドリルでは、これを紹介しないわけにはいきません。肩甲骨と同じように、骨盤も2週間ごとに開閉を繰り返しています。ひらき傾向、しまり傾向、どちらかにひどく偏ると、さまざまな不調が出てくるのも同様。自分の骨盤の傾向を知るための簡単な判定体操です。

女性

開き座り寝

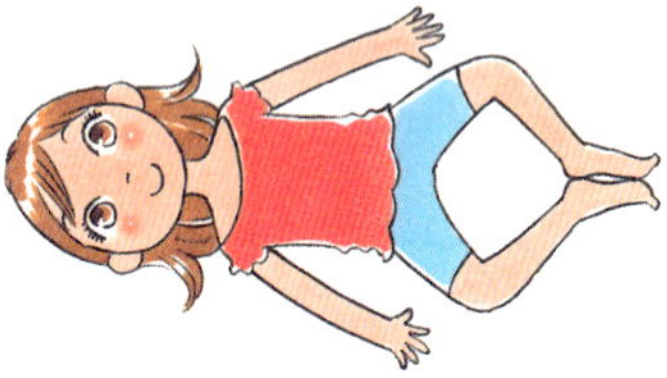

ゴロンと寝て、足の裏を合わせてパカッと開きます。この時ヒザが床から浮かないように。この体勢で1分間耐えられる？

トンビ座り寝

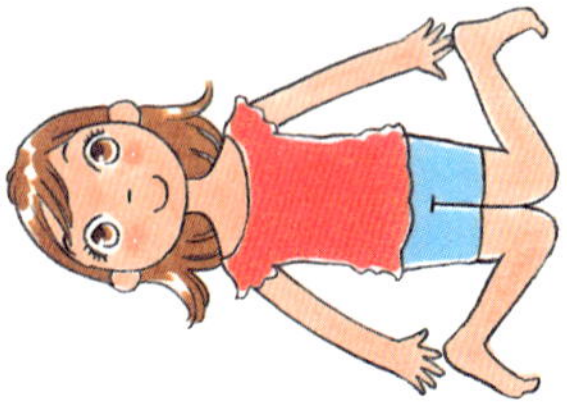

足をMの字に折り、そのままゴロンと寝てみましょう。この時ヒザが床から浮かないように。

骨盤のタイプを知ろう

生理と排卵という２週間ごとの生理周期で骨盤は開閉すると説明をしてきたので、男には関係ないと思っている人も多いのですが、男も同じ！　性欲が高まってどうしようもない時と、お坊さんのように清らかな時期が男にはあるはず。その波がゆるやかに２週間単位で繰り返される、それが睾丸《こうがん》周期です。

「正座で寝」は、別名「食べすぎ体操」。男性も女性も、ちょっと食べすぎたな～という時、この姿勢で１分キープ！　消化器官が活発に動き始めます。

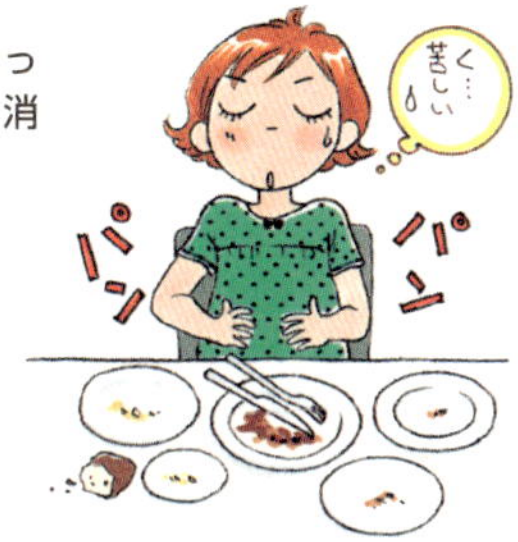

男性　開き座り寝

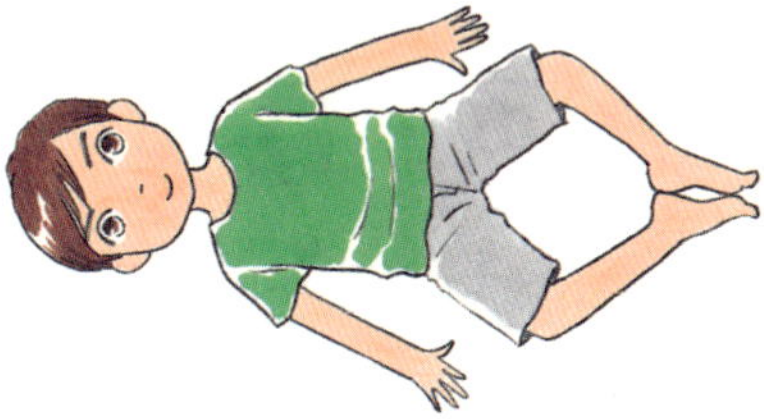

ゴロンと寝て、足の裏を合わせてパカッと開きます。この時ヒザが床から浮かないように。この体勢で１分間耐えられればよし！

正座で寝

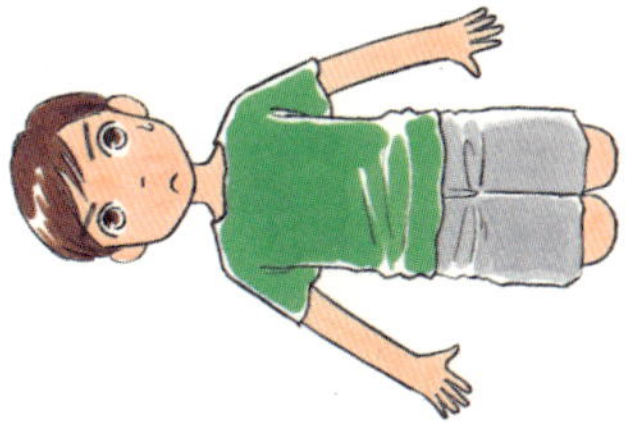

正座します。そのままからだをうしろに倒して。からだがぺったり床につきますか？

DRILL17 解説

股関節の動きがしなやかなら、腰まわりからお尻、太モモによけいな肉がつきません。

課外授業

「どちらかの姿勢がとりにくい＝普段そちら側の股関節を動かしていない＝動かしていないから硬い」、そして、硬い側に肉がつきます。しかも、硬くなった周辺は血液も体液も流れが悪くなり、腰痛などさまざまな支障が！

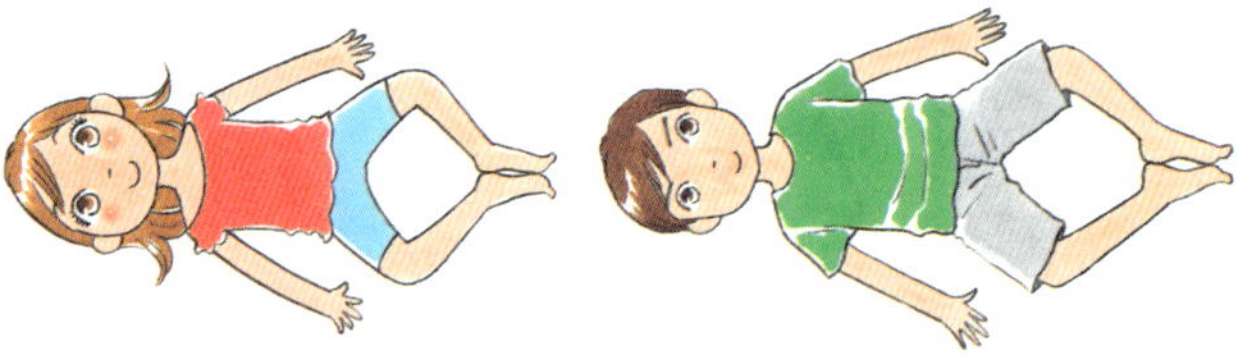

⬆のほうがラクな人は「**ひらき傾向**」さん

外に開く動きが得意なひらき傾向のヒトは、知らず知らずのうちにヒザが開いています。その姿勢の時に一番からだの力が抜けるからなのです。おなかも出やすく、タヌキ体型になるおそれあり！

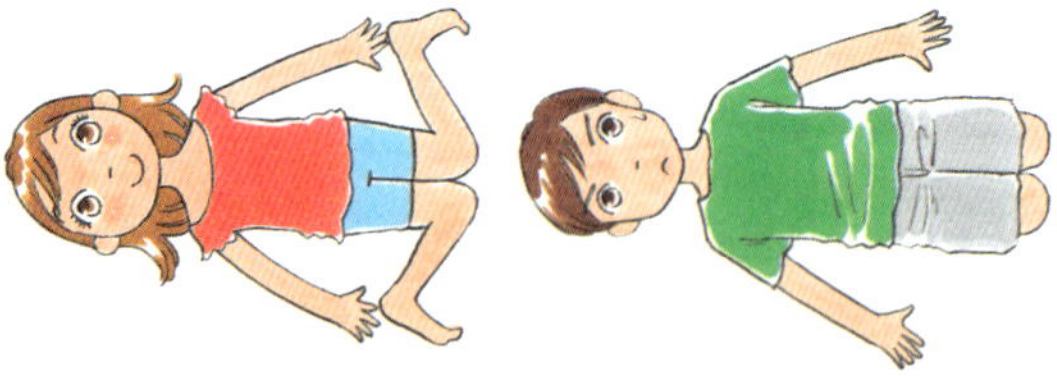

⬆のほうがラクな人は「**しまり傾向**」さん

このタイプの人の骨盤は、内側に閉まる動きが得意です。下半身にあまり肉のついていない人が多いのでは。閉まる＝交感神経優位＝緊張がほぐれず、なかなか寝つけないことも。睡眠も浅く、イライラしがちになったりする傾向もあります。

得

「開き座り寝」「正座で寝」を毎日1分ずつで、腰痛、股関節痛が改善！ 精力の衰えにも効果あり。

骨盤のタイプを知ろう

男性は「開き座り寝」と「正座で寝」が両方スムーズにできるように、女性は「開き座り寝」と「トンビ座り寝」が両方スムーズにできるように、毎日１分ずつこの体勢をとると、股関節のフリーズが解凍されていきます。

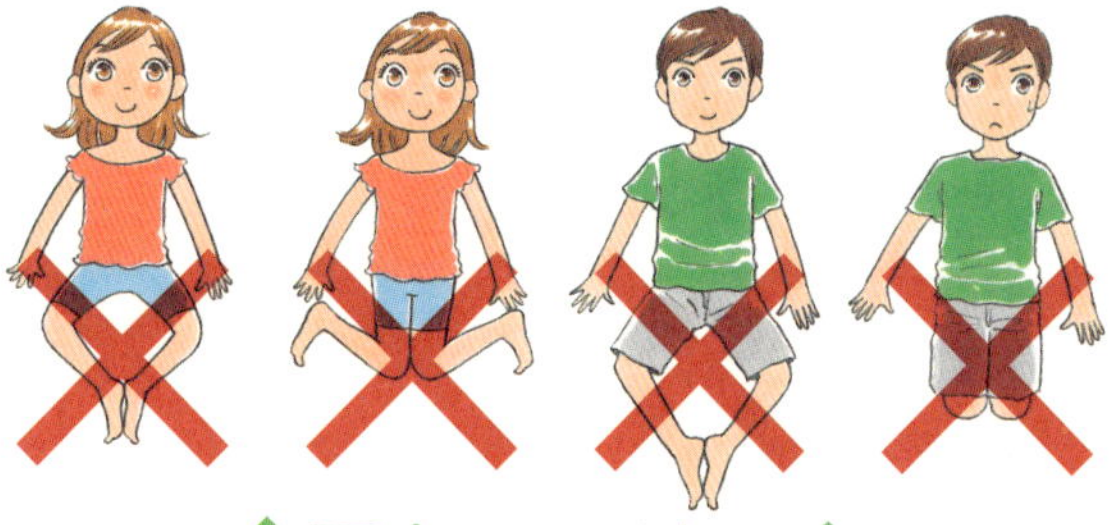

↑両方ツライ人は↑
「両サビ」さん

骨盤ががっちり固まっている「骨盤フリーズ」な人があなたです！ 骨盤だけでなく、頭も心もサビつき始めているかも！ このままではヤバイです！

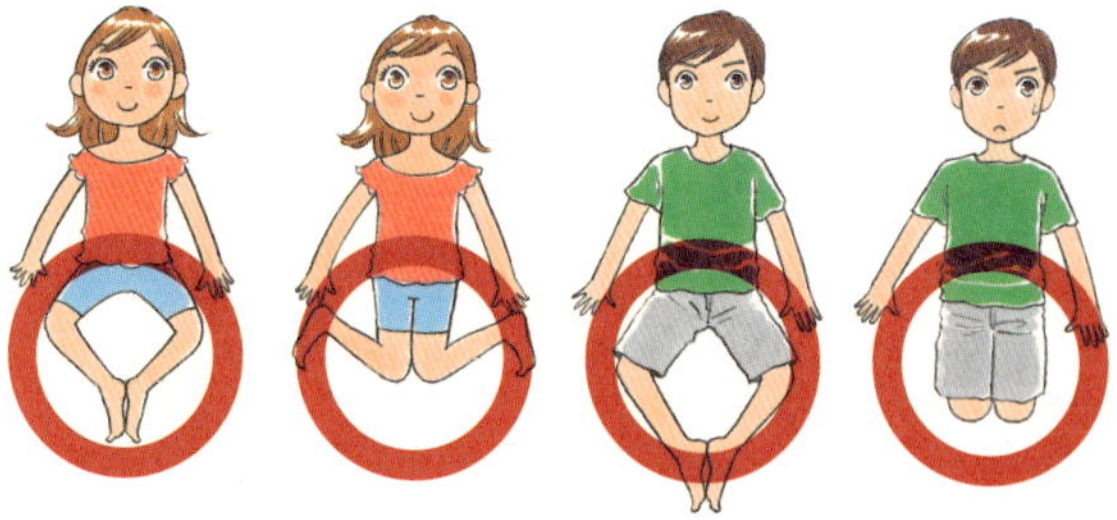

↑両方スムーズな人は↑
「ニュートラル」さん

健康！ 若さ！ 美しさ！ 三拍子揃ったしなやかな人であるあなたに、心からの拍手を！

男と女の股関節の違い

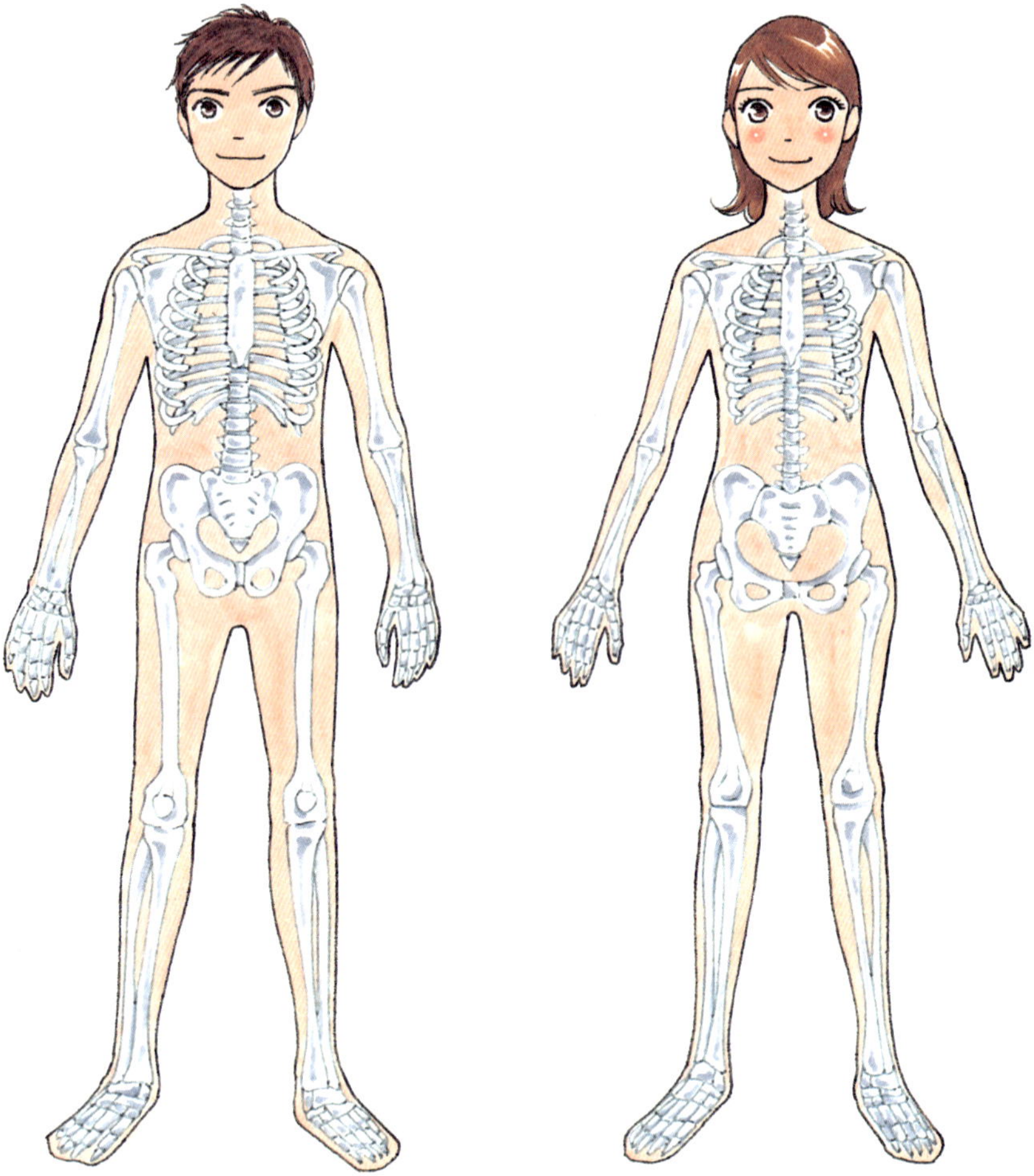

男性も女性も、からだの中の骨の数、骨の形は同じ。ところが一カ所だけ、生物的な役割の違いから、形状が違うところがあります。それが骨盤です。女性の骨盤は赤ちゃんを抱えられるように幅広くなっていますが、その必要がない男性の骨盤は逆三角形。おのずと股関節も違います。男性がトンビ座り寝を苦手とするのはこのため。男の判定体操は「正座で寝」、ぜひ一度、お試しあれ。

BASIC RECIPE

［ベーシックレシピ］

毎日のからだとこころを気持ちよーくすっきりさせる、
ベーシックレシピです。
短時間で一気に体温を上げ、発汗を促すベーシックレシピは、
老廃物を流し出し、美乳エキス（血液、リンパなど）の流れを劇的改善！
体温上昇で免疫力もアップ！　ぜひ試してみて！

腰湯

45℃前後（かなり熱めです）のお湯を張ったバスタブに入ります。めやすはおへそが隠れるくらい。音楽を聞いたり、雑誌を読んだり、リラックスしながらそのまま5～15分。上半身全体に汗をかき、玉の汗が流れ落ちれば終了。

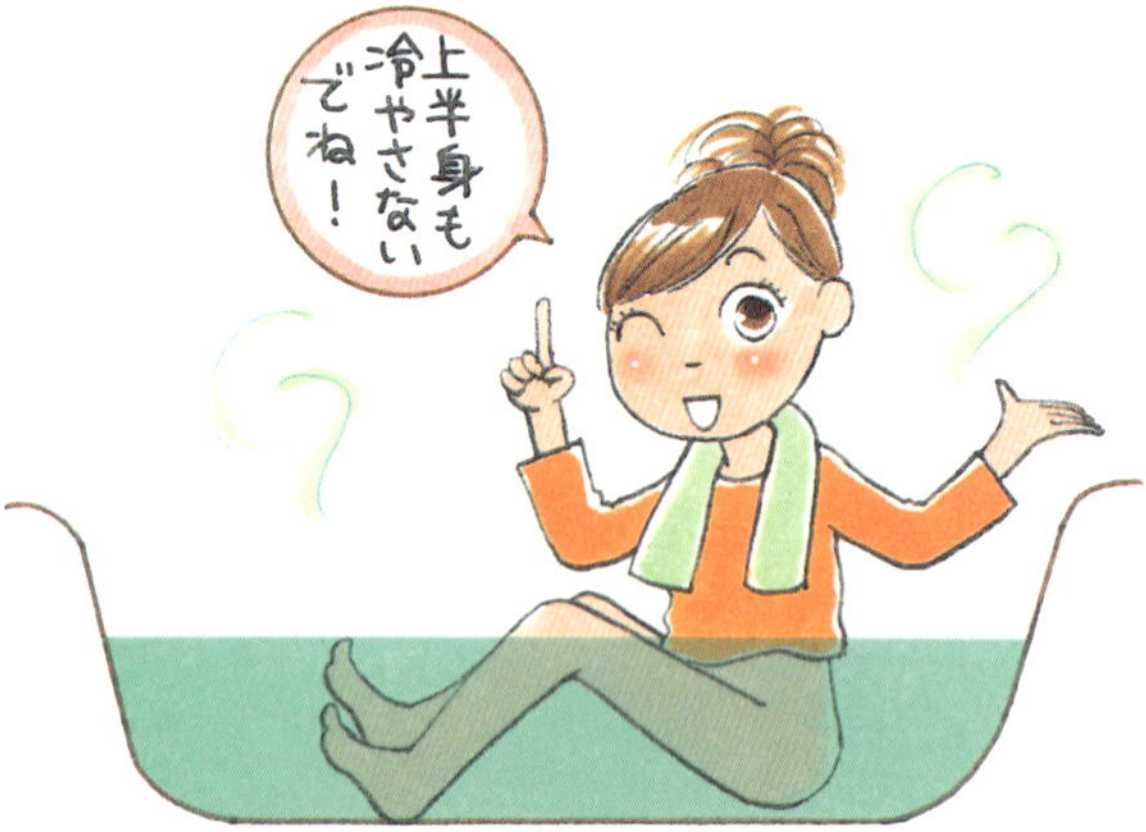
上半身も
冷やさない
でね！

✕

あまりたくさんお湯を張ると、汗が出る前にのぼせてしまいます。
くれぐれも入れすぎないように。

目的

からだを下だけあたためることで、全身の体液の循環をよくします。
火にかけたお鍋の中でパスタがぐーるぐーる泳いでいたり、
サイフォンの中でコーヒーが対流していたりするのと
同じ効果を狙っているというわけ！

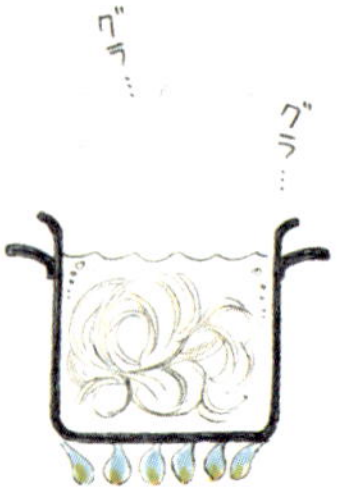
グラ…
グラ…

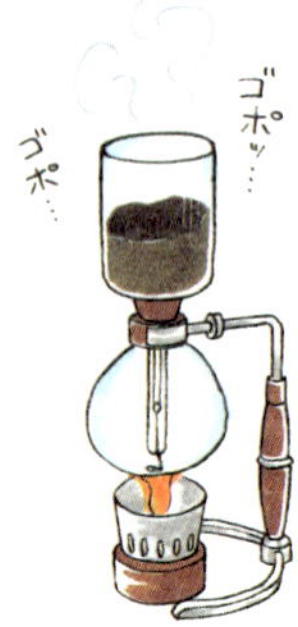
ゴポッ…
ゴポ…

水含み

腰湯をしながら、大さじ一杯ほどの水を口に含みます。3 分くらいして舌の両脇の付け根あたりから、どろっと濃くなった唾液《だえき》が出てきたら、吐き捨ててうがいをします。2 ～ 3 回くり返します。

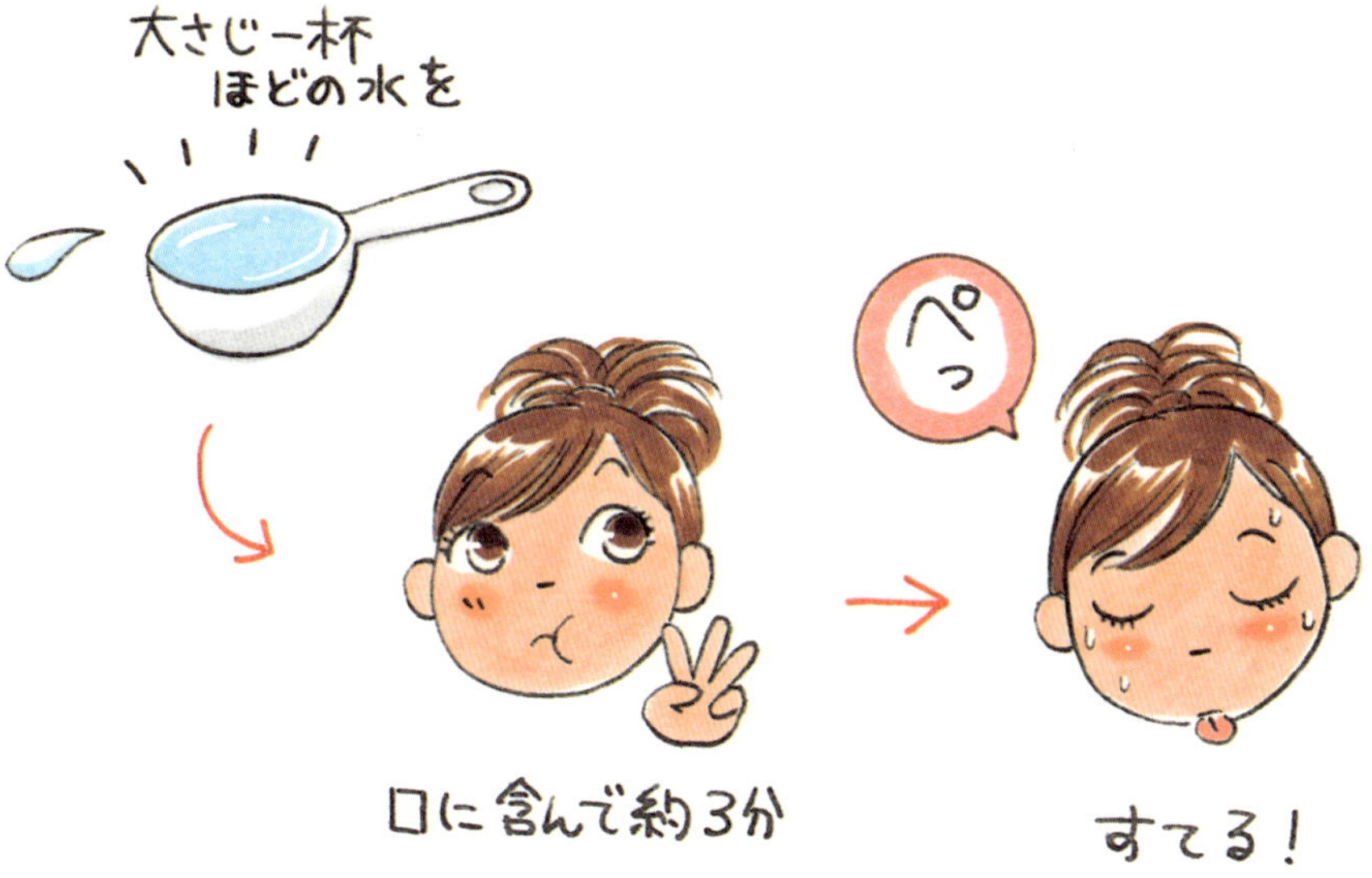
大さじ一杯
ほどの水を
口に含んで約3分
ぺっ
すてる！

目的

水を口に含むだけで、脳は「水分補給された～」と思いこみます。
暗示にかかった脳は、汗出せ！　命令を発令。
発汗にターボチャージがかかります。

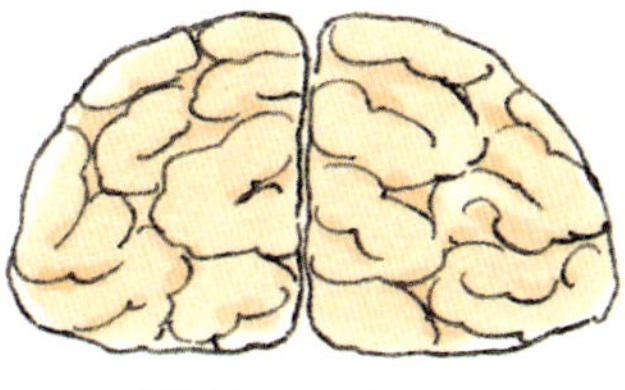

脳はだまされやすい……

卒業式

a Graduation ceremony

最後まで、ご清聴感謝です！

そして、おめでとうございます！　すでにあなたは、癒し系美乳とセクシー系美乳の両方を手に入れつつあります！

いままで、さまざまな活動を通して、骨盤は開閉しているということをお伝えしてきました。そして肩甲骨も骨盤と同じように、毎日閉じたり開いたりを繰り返しながら、2週間ごとに大きく開閉しています。まさに、肩甲骨は、上半身の骨盤といえます。

そして、しなやかな肩甲骨の開閉運動が、健康で美しいバストをつくる、という発想のもとに、整体の知恵を基本として生み出した本が、この『美乳教室』なのです。

驚くほど美しく進化しつつある日本の女性たちですが、ボディーのめりはり、特に胸のラインにおいては、まだ多くの可能性を秘めています。筋トレではどうにもならない美しいバストを、いかに健康的に育むこ

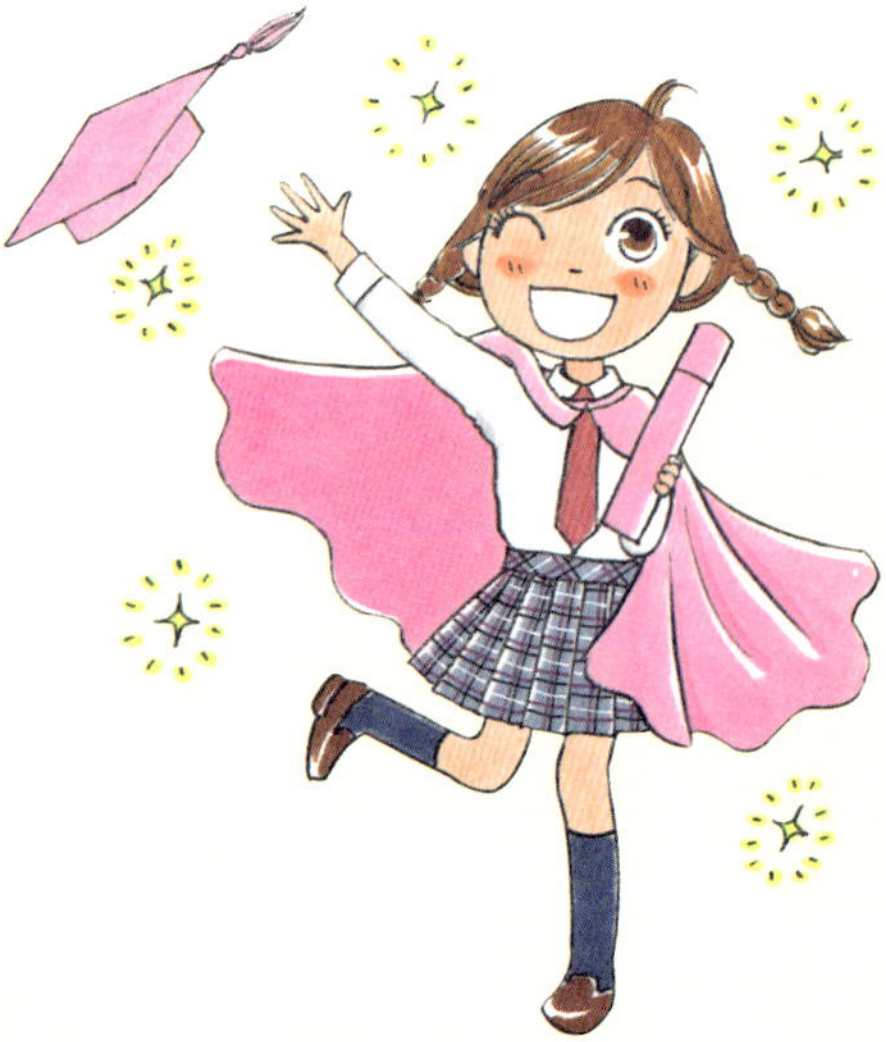

とができるのか。この普遍的なテーマに、この本を利用して、ぜひまっすぐにトライしてみてください！

本書で紹介した美乳体操は、ほんのちょっとの時間で実行でき、しかも何より気持ちがいい！　一度やってみると、その手軽さと気持ちよさに、ストレスなく続けられます。

男にとって、女性の胸は永遠のあこがれ。

元気で明るくきれいな女性たちと一緒にいることで、元気でかっこよく明るくいられる「男」の一人として、日本で生まれた整体の知恵をいかして、明るく、ハツラツ、イキイキしている女性たちで日本が埋めつくされることを、心から祈っています！

２００６年10月10日　寺門琢己

PROFILE

寺門琢己 Takumi Terakado

1964年生まれ。Z－MON（ゼモン）治療院主宰。

少年時代にからだのおもしろさに目覚め、東洋鍼灸専門学校在学中より整体の活動をはじめる。卒業後、国家資格取得。現在は東京・代々木の治療院にて、日々さまざまなからだに接している。休日はサーフィン、ゴルフ、テニス、フットサル。


1日1分の簡単な体操で健康に美しくなる体操を紹介したベストセラー『骨盤教室』（幻冬舎）、をはじめ、『かわいいからだ』『かわいいこころ』『かわいいからだの救急箱』『赤ちゃんのカラダ図鑑』（幻冬舎文庫）、『寺門琢己の「内観」教室』（王様文庫）、五味太郎氏との共著『からだ・シアター』（ブロンズ新社）など著書多数。

DVD『寺門琢己 骨盤教室 入門編 タク先生のからだメンテナンス』（NHKエンタープライズ/ポニーキャニオン）も大好評。

●からだの中からキレイになりたい女の子のためのサイト
『ガールズウェイヴ』（http://www/girlswave.com/）
●寺門琢己のブログ
『だから！カラダ！げんき！』（http://terakadotakumi.cocolog-nifty.com/）

●美乳教室、骨盤教室に関するお問い合わせ
開催日などの情報は、インターネットのサイト www.girlswave.com/ のインフォメーションにて確認できます。
●サイトをご覧になれない方
FAX、またはメールにて「美乳教室（骨盤教室） 情報希望」と明記し、①お名前 ②ご住所・ご連絡先 ③ご希望の連絡ツール（郵送、FAX、メール）をお書き添えの上、FAX:03（3372）8088、メール:kyoshitsu@girlswave.com までお申し込みください。

STAFF CREDITS

イラスト――村上ジュンコ Junko Murakami
CG制作――円人 enjin productions
エア Ea Co., Ltd.
撮影――石原敦志 Atsushi Ishihara
ブックデザイン――米谷テツヤ Tetsuya Yonetani
DTP――藤野立来（PASS） Tatsuki Fujino
荒井千文（PASS） Chifumi Arai
編集協力――川崎かおり Kaori Kawasaki
編集――木原いづみ（幻冬舎） Izumi Kihara

美乳教室

2006年10月30日 第1刷発行

著 者 寺門琢己
発行者 見城 徹

発行所 株式会社 幻冬舎
〒151-0051 東京都渋谷区千駄ヶ谷4-9-7
電話 03（5411）6211（編集） 03（5411）6222（営業）
振替 00120-8-767643

印刷・製本所 図書印刷株式会社

検印廃止

ISBN4-344-01243-7 C0095
幻冬舎ホームページアドレス http://www.gentosha.co.jp/

この本に関するご意見・ご感想をメールでお寄せいただく場合は、comment@gentosha.co.jpまで。